댄스 스포츠 스타강사의 노하우가 담긴 입문도서

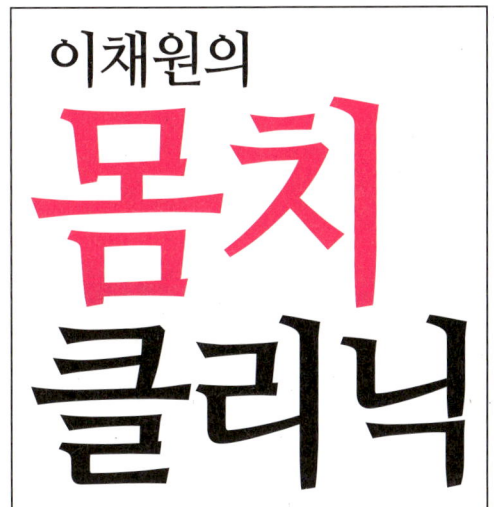

이채원의
몸치
클리닉

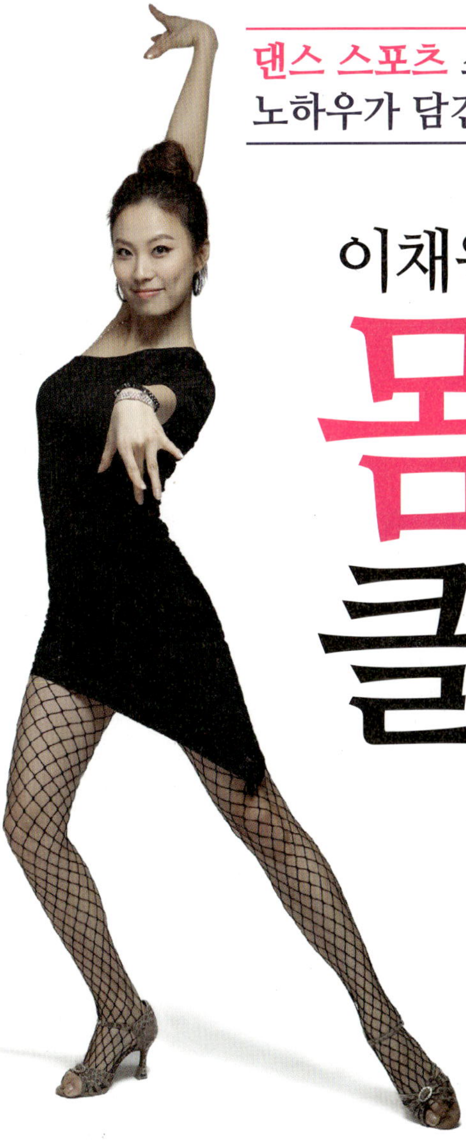

댄스 스포츠 스타강사의
노하우가 담긴 입문도서

이채원의
몸치
클리닉

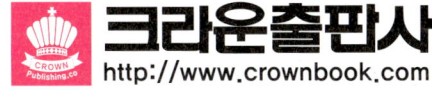
크라운출판사
http://www.crownbook.com

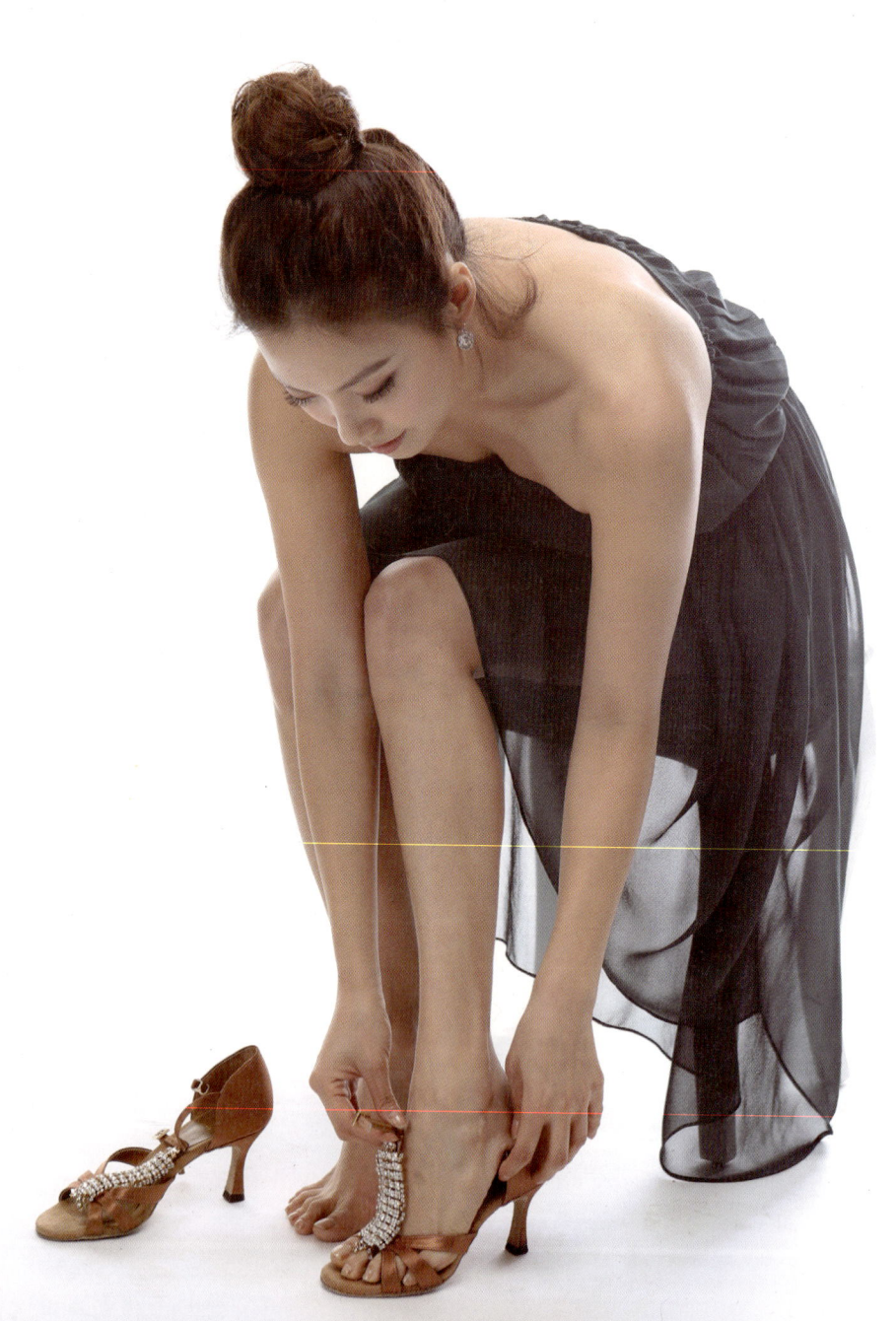

Prologue

춤은 아름다운 예술이자 삶의 활력이다. 손을 잡고 눈을 마주치며 춤을 추면 서로간의 유대감도 깊어지고, 남녀 각자의 역할을 배우며 더욱 돈독한 사이가 된다. 두 사람이 함께일 때 비로소 완성되는 춤을 통해 협력과 배려도 자연스럽게 몸에 익고 글로벌한 매너도 길러지게 된다.

하지만 이렇게 행복하게 배워야 할 춤을 자신 스스로 몸치라 여기며 두려워하고 어렵게 생각해 엄두조차 못 내는 사람들을 많이 보았다. 몸치는 선천적이거나 고칠 수 없는 것이 아니다. 단지 춤과 밀접하게 관련된 근육들을 쓰지 않았던 관계로 움직임이 생각대로 되지 못할 뿐이다. 한 스텝 한 스텝 배워가며 굳어버린 근육들을 차근차근 풀어주고 사용하다 보면 자세도 한결 부드러워지고 충분히 멋진 모습으로 춤을 출 수 있을 것이다.

우리는 어릴 적부터 음악이 들리면 자연스럽게 몸을 들썩이며 춤을 추었다. 배우지 않고도 엉덩이를 흔들었으며, 옹알옹알 따라 부르며 흥겹게 손발을 움직였다. 주변이나 TV 예능 프로그램 속 아이들 역시 누가 가르쳐 준 것도 아닌데 흥겹게 춤을 춘다. 이렇듯 우리는 태어날 때부터 몸치였던 것은 아니다.

바쁜 젊은 시절을 보내고 인생의 중반에 접어들어, 안정적인 생활이 가능해질 무렵 자식이 장성하고, 이제 자신의 여유를 찾으려 느즈막히 춤을 시작하지만 몸이 생각대로 움직이지 않는다. 외국어를 배우거나 악기를 배우는 데에도 많은 연습과 반복이 필요하듯 춤도 마찬가지이다. 시간과 노력을 투지한 만큼 잘 출 수 있다. 평소 운동량이 부족하여 다소 근육이 굳은 사람은 평소 몸을 많이 움직이던 사람보다 익숙해지는 데 시간이 더 걸린다.

Prologue

　크루즈나 외국의 파티를 가면, 화려하고 빼어난 스킬이 아닌 몇 가지 스텝만으로 두 사람이 서로의 눈을 바라보고 웃고, 떠들고, 이야기하며 춤을 추는 모습을 자주 볼 수 있다. 그 모습을 보며 선수가 아닌 취미로 즐기는 사람들의 춤은 이래야 한다는 생각을 했다.
　동작을 생각하는 데 집중하느라 주변을 놓치지 않는, 상대와 교감하는 그 찰나가 너무도 행복한 그런 여유로운 모습의 춤!

　해외에 가게 되면 늘 댄스 파티에 참석을 하는데, 어느 날은 미소도 없이 성의 없게 춤을 신청한 사람이 있었다. 신청을 받아들이면서도 느낌이 이상했는데, 예상대로 나와 춤을 즐기려는 게 아니라 내가 잘 추는 것을 보고 자신이 배운 상급 스킬을 뽐내려는 사람이었다.

　프로가 아닌 일반인이 자세나 리드를 잘 하는 경우는 꽤 드물다. 그 분 역시 그 어려운 순서의 리드를 제대로 할 리 만무했다. 물론 그 분에게 맞춰드리기는 했지만 일방적인 리드에 기분이 유쾌하지 않았고, 두 번 신청할까 무서워 눈을 피했던 기억이 난다.

　춤은 즐겁고 행복해야 한다. 춤을 추면서 상대방을 어렵고 겁나게 만드는 게 자신의 월등함을 뽐내는 것이 될 수 없다. 각자 본연의 일에서 벗어나, 일상에 지친 심신을 달래기 위해 찾아온 사람들에게 춤은 힐링이 되고, 놀이가 되어야 한다고 생각한다.

100세 시대에 들어서며 사람들은 보고 듣는 수동적인 자세에서 직접 경험해보고 체험해보는 능동적인 자세로 변모하고 있다. 더 이상 몸치라며 스스로를 방치하기보다 지금이라도 시작하여 더 늦기 전에 춤을 배우고, 향유하고 싶어 한다.

이 책은 춤을 배우고 싶으나 두려워서 발을 내딛지 못하는 사람, 머리와 몸이 따로 놀아 스스로 몸치라 생각하는 사람, 이제 막 춤을 시작했으나 뭐가 뭔지 모르겠다는 초보자 등 춤에 입문하는 단계의 사람들을 위해 쓴 책이다.

즐거운 인생을 위해 선택한 춤이 상대에게 구박을 받거나 순서에 연연하여 스트레스 받아야 할 대상이 되지 않았으면 한다.

춤은 스텝을 많이 외우고, 몸이 유연하여 잘 추는 것만이 능사가 아니다. 몇 가지 간단한 스텝으로 음악에 맞추어 즐겁고 행복하게 추면 그것이 춤이다. 스텝이 조금 틀리면 어떠한가. 상대방과 즐기면서 땀도 흘리고 기분 좋게 추면 되는 것이다. 영화 '여인의 향기'에서 알파치노도 말하지 않았는가. "스텝이 엉키면 그게 바로 탱고다"라고!

자신에게 맞는 속도로 춤을 익히고, 멋진 상대와 좋은 음악에 심취하며 즐겁고 행복한 춤을 추자.

"If you make a mistake, you just tango on"
(스텝이 엉키면, 그게 바로 탱고다)

– 영화 "여인의 향기" 중에서 –

Step by Step

　전문가용, 자격증용의 책은 시중에 이미 나와 있으나 춤의 입문자들을 위한 책은 없었기에 이 책의 출판을 결심하게 되었다. 춤을 전공하는 사람이나 춤 경력이 오래되어 스텝 습득에 어려움이 없는 사람들은 이 책의 대상이 아니라는 것을 밝힌다.

　댄스 스포츠의 스텝은 무척 다양하다. 〈이채원의 몸치클리닉〉에서는 몸치나 춤에 입문하는 사람들이 쉽고 빠르게 동작을 습득할 수 있는 루틴을 고심하여 선정하였다. 초급 스텝 중 많이 쓰이는 동작으로 어디에서든, 상대방이 누구든 세련된 모습으로 출 수 있을 것이다.

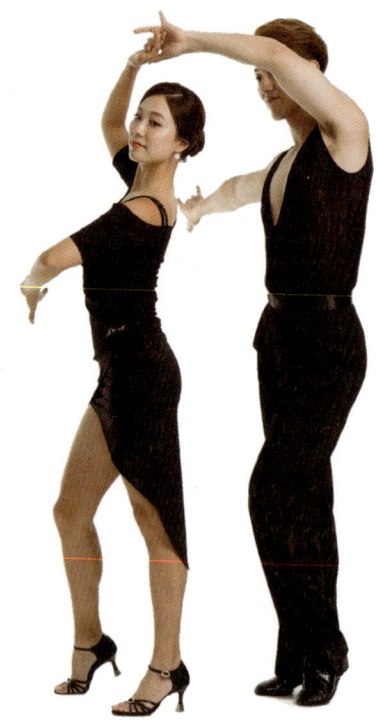

　춤은 실기이다 보니, 글과 사진으로 표현하는 데에 한계가 있어 동영상을 QR코드로 첨부하였다. 최대한 책을 보며 이해할 수 있도록 설명을 수록하였으니 한 스텝 한 스텝 반복하여 따라한다면, 당신은 몸치에서 벗어나 어느덧 멋진 자세로 춤을 출 수 있을 것이다.

　춤의 세계는 끝이 없다. 배우면 배울수록 더욱 어려워지고, 그래서 고개가 숙여진다. 20년 가까이 춤을 춰왔지만 쉽다면 쉽고 어렵다면 정말 어려운 것이 춤인 것 같다.

　춤에도 자신만의 속도가 있다. 몸의 움직임이 자연스러워 한 달만에 습득하는 사람도 있고, 그렇지 않은 사람은 6개월이 걸리기도 한다.

취미로 댄스 스포츠를 시작하는 사람들에게 춤의 즐거움과 재미를 알려주고, 더 나아가 용기를 북돋아주고 토닥여주며 춤을 참맛을 알려주고 싶었던 내 마음이 드디어 세상에 나오게 되었다.

이 책에 수록된 다섯 가지를 모두 익힐 필요는 없다. 자신이 원하는 종목만 선택하여 습득해도 된다.

각 종목별로 추천곡을 넣은 이유는, 간단한 베이직으로도 음악 한 곡을 멋지게 해낼 수 있다는 것을 알려주고 싶어서이다.

춤을 시작하기가 두려워 '나는 몸치라서 안 돼'라고 부정만 했던 사람들이 이 책을 통하여 조금이나마 두려움을 줄이고 '한번 춰볼까?'하는 희망을 갖게 된다면 책을 낸 보람이 있을 것 같다. 세상 모든 사람이 춤의 맛을 알고, 춤의 매력에 빠졌으면 좋겠다.

이 책을 통하여 차근차근 스텝을 익힌 후 파트너에게 멋지게 춤을 신청해보자.

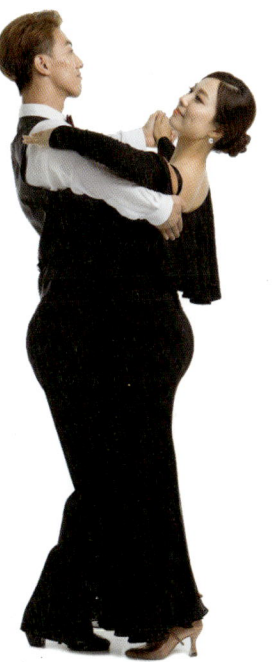

"Shall we dance?"

Contents

Part 1
춤의 준비 단계

1. **춤의 이해**　　14
   - 춤의 종류
   - 춤의 특징

2. **춤의 복장**　　17
   - 연습복
   - 파티복

3. **댄스 슈즈**　　19
   - 라틴 댄스 슈즈 vs 스탠다드 댄스 슈즈
   - 내게 맞는 슈즈 고르기

4. **춤의 매너**　　21
   - 향기
   - 배려
   - 파티

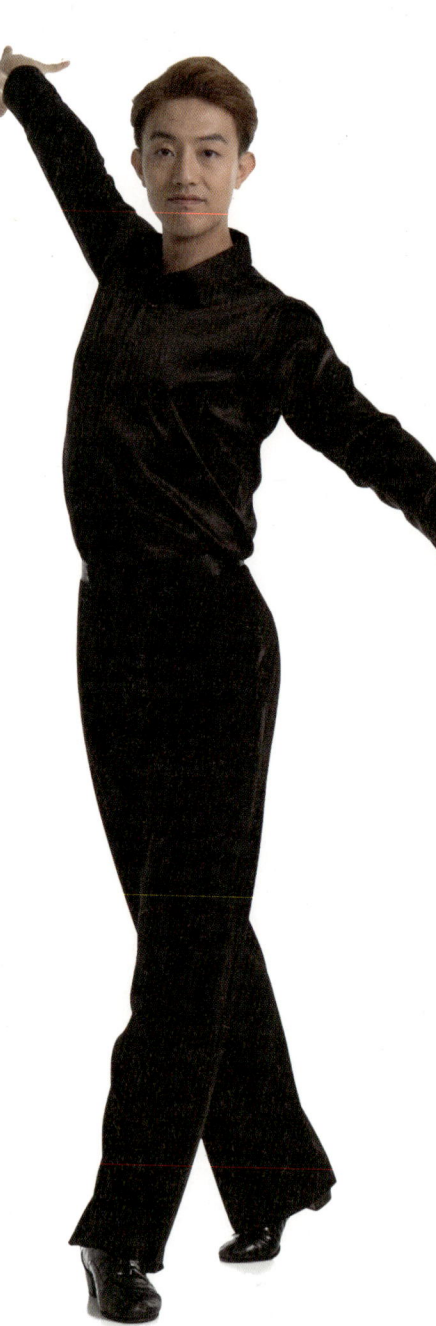

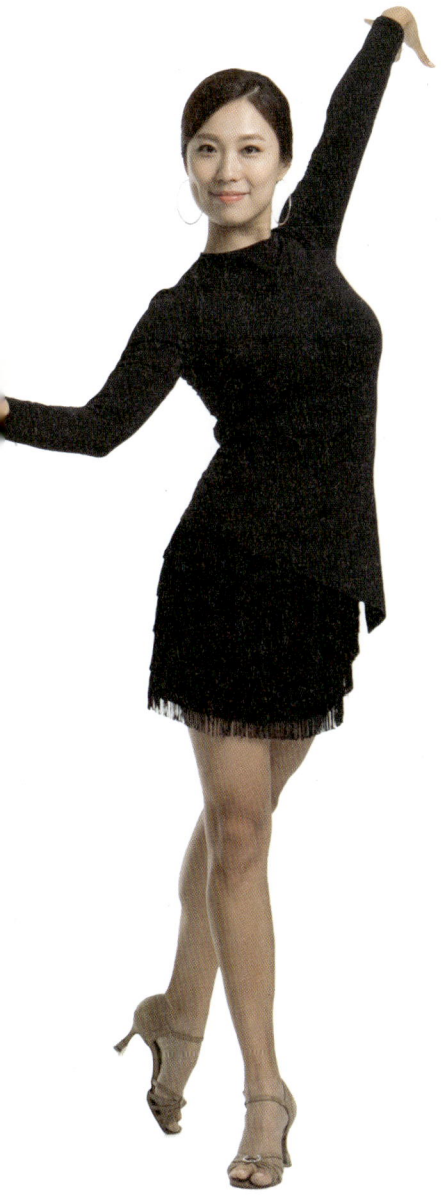

Part 2
춤의 세계 입장

1. **라틴 댄스**   24
   - 차차차
   - 룸바
   - 자이브

2. **스탠다드 댄스**   108
   - 왈츠
   - 탱고

Part 1
춤의 준비 단계

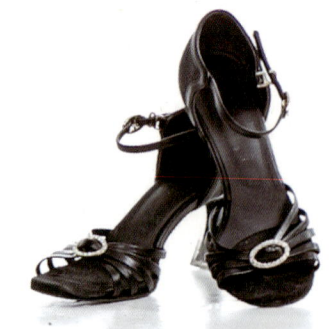
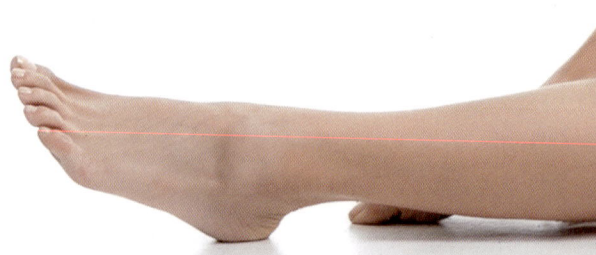

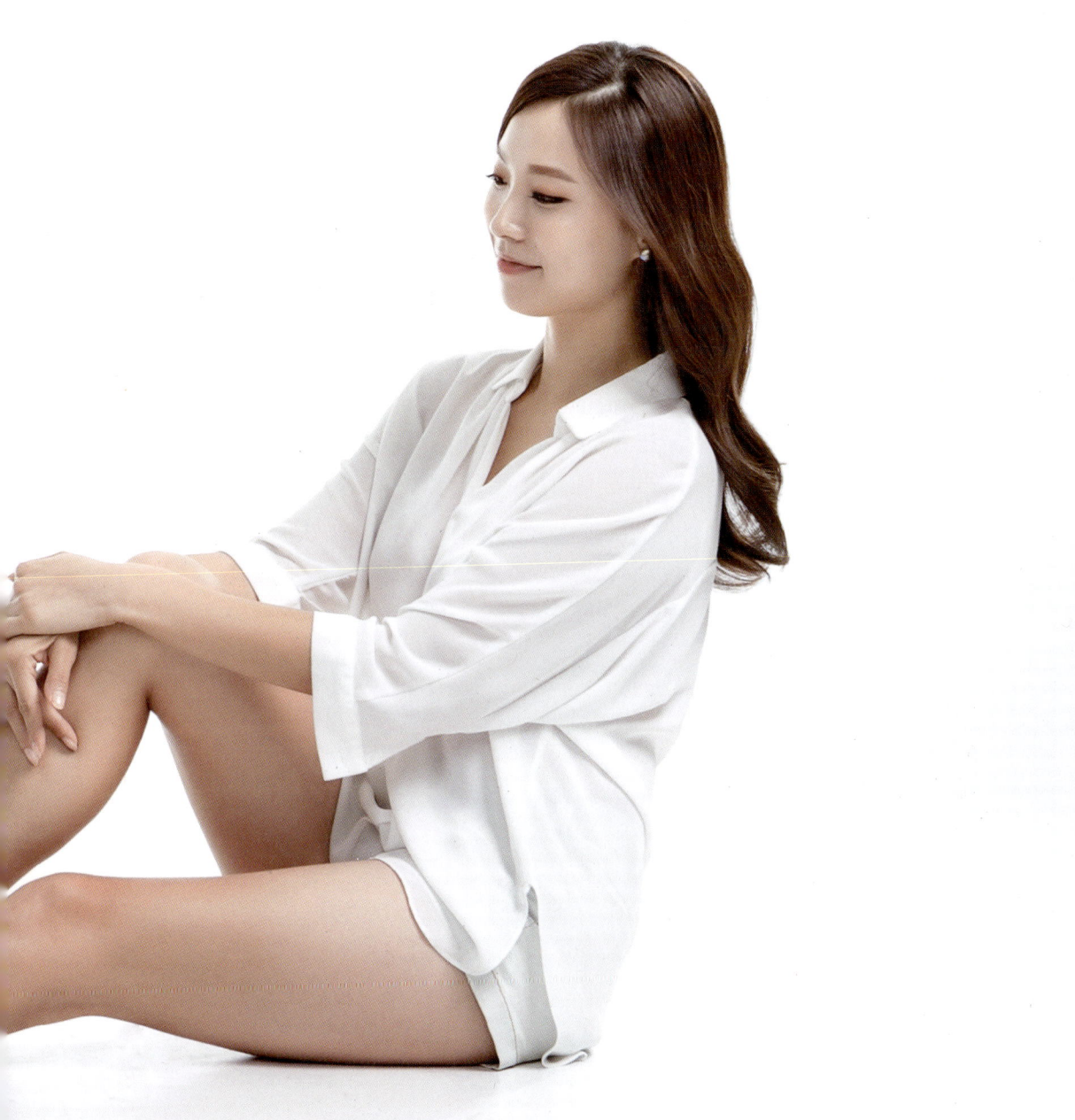

춤의 이해

스포츠 댄스, 사교 댄스, 차차차, 이 모든 것의 공식적인 명칭은 댄스 스포츠(Dance Sport)이다. 올림픽경기에 정식 종목으로 선정되기 위해 기존의 볼룸 댄스(Ballroom Dance)라는 명칭에서 스포츠적인 요소를 더 강조하여 댄스 스포츠로 정식 명칭이 바뀌었다.

1 춤의 종류

댄스 스포츠는 몸의 표현력이 요구되는 섹시하고 정렬적인 라틴 댄스(Latin Dance)와 긴 드레스와 턱시도를 입고 홀을 빙글빙글 도는 매우 우아한 스탠다드 댄스(Standard Dance) 두 가지로 나뉜다.

또한, 음악과 춤의 테크닉에 따라 춤이 세분화되는데, 라틴 댄스는 차차차(ChaChaCha), 룸바(Rumba), 삼바(Samba), 파소도블레(Paso-doble), 자이브(Jive)이며 스탠다드 댄스는 왈츠(Waltz), 탱고(Tango), 폭스트롯(Foxtrot), 퀵스텝(Quickstep), 비엔나 왈츠(Viennese Waltz)로 각각 5종목, 총 10종목으로 나뉜다.

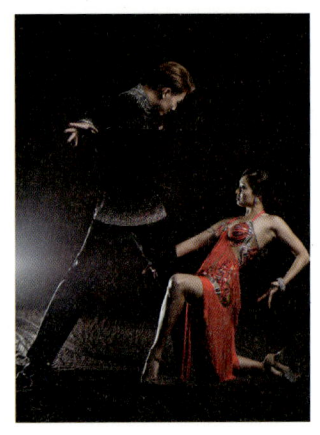

그 외에 살사(Salsa), 바차타(Bachata), 스윙(Swing), 블루스(Blues), 지터벅(Jitterbug) 등은 댄스 스포츠에 속하지 않는 소셜 댄스(Social Dance)이다.

이 책에서는 댄스 스포츠 중 가장 대중적이고 인기가 있는 차차차, 룸바, 자이브, 왈츠, 탱고 총 다섯 가지 종목의 춤을 선정하였다.

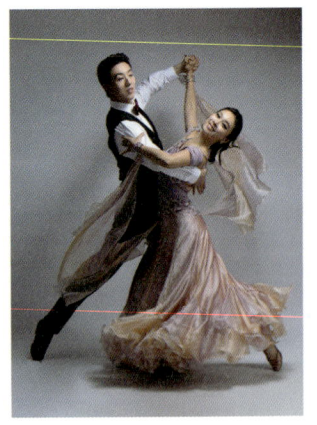

2 춤의 특징

차차차(Chachacha)

쿠바에서 유래된 춤으로 귀로나 마라카스를 두드리는 음악 소리가 차차차로 들린다고 해서 붙여진 이름이다. 발을 세 번 움직이는 샤세(chasse)라는 동작이 특징이며 매우 화려하고 역동적인 움직임으로 구성되어 있다. 남미 특유의 정열적이고 섹시함을 표현하는 차차차는 라틴 댄스 중에서도 가장 인기있는 춤이다.

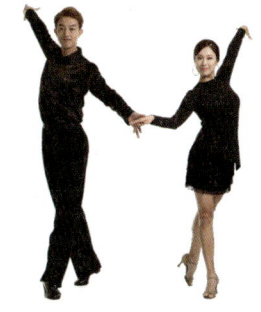

룸바(Rumba)

쿠바로 끌려온 흑인 노예들이 애환을 달래며 추던 춤으로 아프리카의 애수 어린 정서가 물씬 느껴진다. 느린 템포지만 봉고, 콩가, 클라베스와 같은 타악기의 연주가 심장을 뛰게 만드는 매력적인 리듬의 춤이다. 룸바는 골반과 힙 액션(Hip Action)이 강조된, 끊어질 듯 끊어지지 않는 끈적한 움직임이 특징으로 사랑의 춤이라고도 한다.

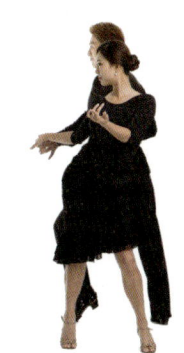

자이브(Jive)

뉴욕의 할렘가에서 흑인 빈민들에 의해 탄생된 춤으로 빠르고 경쾌한 리듬이 특징이다. 세계대전 때 미국 군인들에 의해 전파되면서 전쟁으로 황폐해진 사람들의 마음에 활력을 불어넣어주며 급격하게 유행하였다. 부기우기, 지터벅, 로큰롤 등의 다양한 이름으로 불리다 춤과 리듬이 점차 발전하며 지금의 자이브가 되었다.

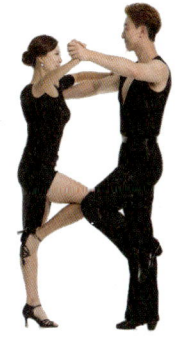

왈츠(Waltz)

궁중에서 추는 귀족들의 사교춤이었던 왈츠는 댄스 플로어를 빙글빙글 돌면서 추는 매우 우아하고 기품있는 춤이다. 왈츠는 한국전통민요인 아리랑과 같은 3/4박자로 우리나라 정서와 잘 맞으며, 많은 사랑을 받고 있는 춤이다. 라틴 댄스의 자유로운 움직임과 달리 스탠다드 댄스인 왈츠는 남녀가 홀드를 한 상태로 상체를 고정시키고 다리만 움직이며 격식을 갖춰야 하는 춤이다.

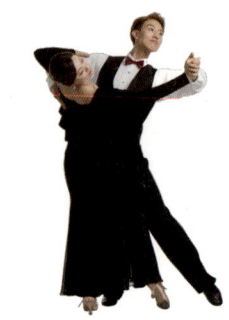

탱고(Tango)

다리를 강조하는 농염한 아르헨티나 탱고(Argentine Tango)와 헤드 액션이 강조되는 강렬한 컨티넨탈 탱고(Continental Tango)가 있으며, 댄스 스포츠의 탱고는 절도 있는 컨티넨탈 탱고이다.

많은 사람들이 추고 싶어하는 영화나 드라마 속 탱고는 정식 탱고가 아니라, 두 가지가 섞이거나 탱고 음악에 다양한 동작을 추가하여 안무한 춤이 대부분이다.

영화와 같은 탱고를 추고 싶다면 영화 안무를 직접 배우거나, 탱고 기본 스텝에 여성을 돌린다든가 서로 장미를 문다든가 하는 다양한 리드와 안무를 가미하여 추는 것을 추천한다.

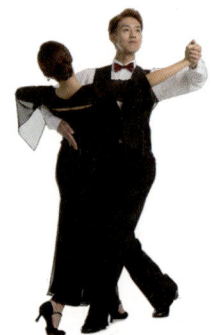

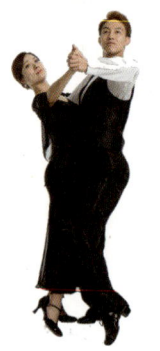

춤의 복장

연습복은 춤을 출 때 방해가 되지 않는 옷, 신축성이 있는 옷이 적합하다. 파티복은 댄스 파티, 크루즈 파티, 연말모임 등에서 춤 출 기회가 생길 때를 대비하여 이브닝 드레스 하나쯤은 장만하기를 권한다.

1 연습복

춤을 출 때 방해가 되지 않는 옷, 신축성이 있는 옷이 적합하다. 춤을 추다 보면 몸이 더워지고 땀이 나기 때문에 얇은 옷이나 통풍이 잘 되는 옷이 좋다. 그리고 몸의 움직임을 볼 수 있게 피트 되는 옷을 추천한다. 지도 받을 때 교정 받기에도 좋고, 거울을 통해 자신의 몸을 보며 관리를 할 수 있기 때문이다.

남자는 스판덱스 소재의 바지나 면바지, 약간의 격식을 갖출 수 있는 칼라가 있는 셔츠를 추천한다. 여자는 다양한 길이의 스커트부터 레깅스까지 남자에 비해 의상의 구애를 거의 받지 않는다. 상의나 원피스는 몸에 피트가 되면서 스스로 만족스럽고 예뻐 보이는 옷을 선택하여 입으면 된다.

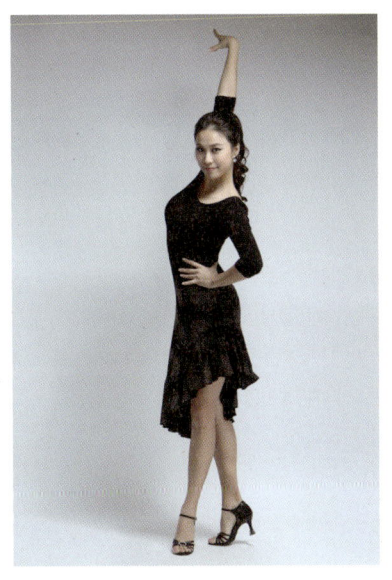

여자 연습복

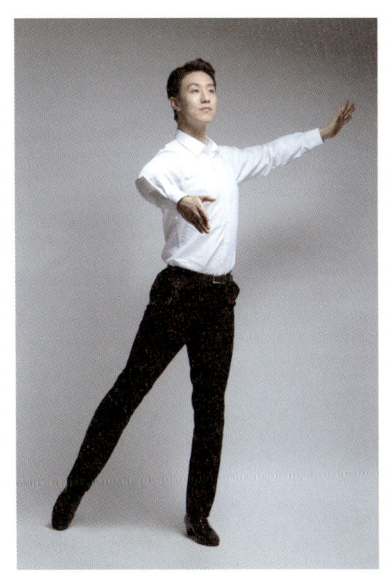

남자 연습복

2 파티복

춤을 배우다보면 댄스 파티, 크루즈 파티, 연말모임 등에서 춤 출 기회가 제법 생기게 되는데, 그럴 때는 선수들처럼 화려한 의상은 아니더라도 이브닝 드레스 하나쯤은 장만하기를 권한다. 평상시의 익숙한 자신에게서 벗어나 영화 속 주인공이 된 느낌도 들고 생활의 활력이 될 것이다.

파티 드레스는 몸을 드러낼수록 더욱 날씬해 보인다. 팔이 두껍거나 배가 나왔다고, 헐렁하거나 온몸이 덮인 옷을 입으면 자신감도 없어 보이고 보기에도 덥다. 주위 사람들은 당신의 세련된 에티튜드에 시선이 꽂힐 것이니 이 날만큼은 자신있게 드러내보도록 하자.

남자는 턱시도를 장만해도 좋으나 파티 때는 세미정장 디자인의 댄스복도 격식에 어긋나지 않는다. 남자 댄스 정장 역시 기능성복이기 때문에 팔을 올릴 때 어깨가 올라가는 것도 방지하고 춤출 때 옷이 잘 늘어나 편하며 맵시가 상하지 않는다.

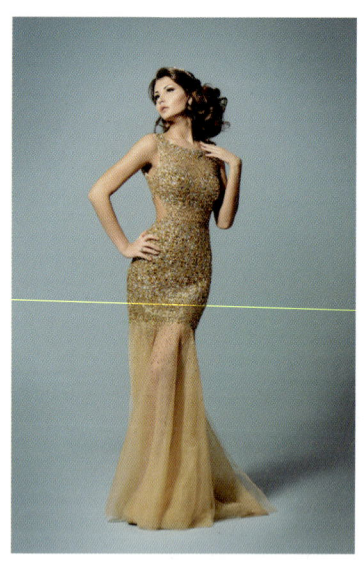
여자 이브닝 드레스

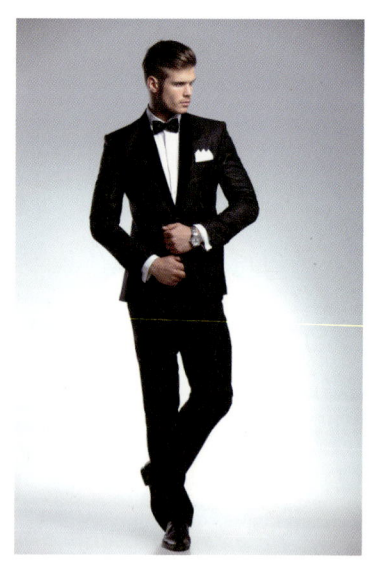
남자 댄스 정장

3 댄스 슈즈

댄스 슈즈는 춤의 특성에 맞게 제작되어 춤을 출 때 자세를 잘 잡을 수 있고, 발이나 관절의 부상을 방지해 주는 필수 준비물이다. 무게가 가벼워 춤에 방해되지 않고, 끈이 있어 벗겨질 염려가 없다. 발가락 부분이 딱딱하지 않고 유연하게 구부러져 춤을 출 때 무리가 없으며, 바닥창이 가죽으로 되어 있어 마루바닥에서 회전을 하거나 다양한 스텝을 밟기에 적격이다.

1 라틴 댄스 슈즈 vs 스탠다드 댄스 슈즈

라틴 댄스는 발끝과 발볼에 체중을 싣고 추는 동작이 많아 발가락을 자유롭게 해줄 수 있는 오픈 토 슈즈가 적합하다.

발을 더욱 자유롭게 해주는 거미줄 형, 편안히 감싸주는 아치형 등 다양한 형태가 있다. 슈즈 끈도 발목을 감는 X자형, 발등을 감싸주는 T자형, 깔끔하게 떨어지는 일자형 등 발의 모양이나 자신의 선호도에 따라 고를 수 있다. 남자 슈즈는 힐이 평균 4cm로 체중을 힐에서 발끝으로 빠르게 이동시키는 데 용이하게 되어 있다.

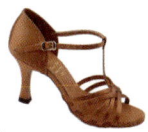 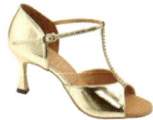 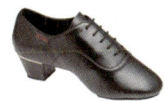

라틴 댄스 슈즈

스탠다드 댄스는 발끝을 땅에 스치고 다니는 동작이 많고, 남녀가 가까이 안고 추기 때문에 발이 밟힐 위험이 있다. 그래서 슈즈가 전체적으로 발을 감싸고 있고 발끝이 막혀있으며, 뒤꿈치가 벗겨질 위험도 있어 중간에 끈이 있거나 고무줄로 꽉 잡아주는 디자인으로 되어 있다. 깔끔하게 신기를 원하는 사람을 위해 슈즈 밴드를 끼우기도 한다. 남자 슈즈도 힐에 체중을 강하게 실어야 하는 동작이 많으므로 평균 2cm의 낮은 굽으로 되어 있다.

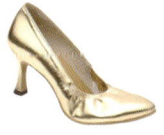 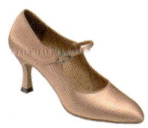 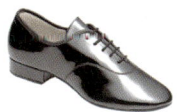

스탠다드 댄스 슈즈

2 내게 맞는 슈즈 고르기

굽이 낮고 튀지 않는 심플한 디자인부터 힐이 높고 큐빅이 장식되어 있는 화려한 디자인까지 다양하므로 자신에게 맞는 슈즈를 고르자.

장시간 연습해야 하거나 무릎, 허리에 무리를 주면 안 되는 사람들은 발을 전체적으로 감싸고 굽이 3~4cm인 슈즈를 선택하도록 한다. 예쁜 디자인을 포기 못하겠다면, 원하는 디자인을 고르고 굽만 낮게 주문하면 된다.

춤을 날렵하게 해주고 수업이나 파티에서 다리가 길어 보이기를 원하는 사람들은 굽이 5~7cm인 슈즈를 선택하도록 한다. 브로셔에 준비되어 있는 슈즈 외에 자신이 원하는 색이나 원단으로 주문해 나만의 슈즈를 가질 수도 있다.

댄스 슈즈는 부상을 방지하고 올바른 자세로 춤을 출 수 있게 도와주므로 춤추는 사람에게는 첫 번째로 챙겨야 할 필수품이다.

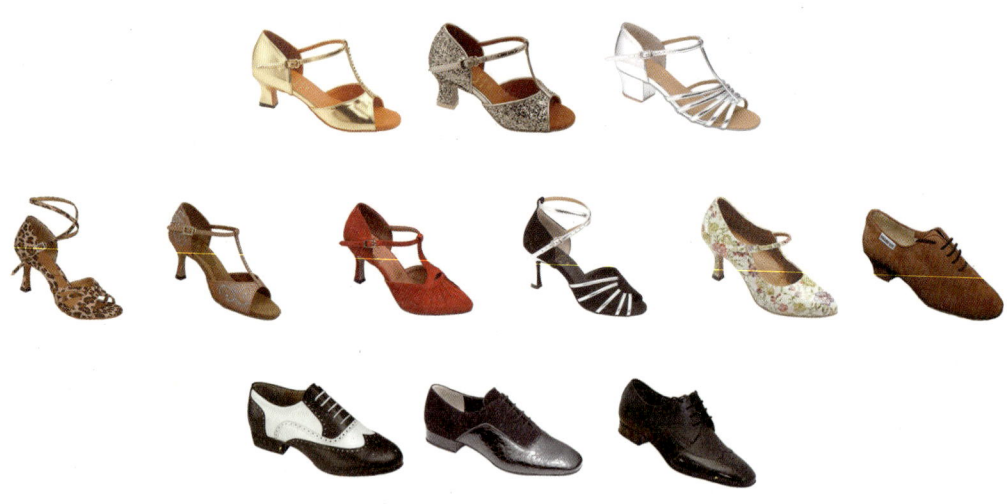

다양한 굽과 디자인의 댄스 슈즈

4 춤의 매너

댄스 스포츠는 커플로 하는 춤이기에 매너가 무척 중시된다. 연습장에서부터 댄스파티까지 적재적소에 맞는 매너를 알아보도록 하자.

1 향기

댄스 스포츠는 두 사람이 가까이 마주보고 추는 춤이기 때문에 좋은 향기를 유지하도록 하자. 향수나 바디로션, 데오드란트 등 향기로운 제품을 몸에 뿌리고 혹시 모를 음식냄새 등의 불쾌한 냄새가 나지 않도록 휴대용 칫솔이나 구강 청결제, 민트사탕 등을 애용하도록 하자.

2 배려

서로 지적하지 말자.
'프로선생님과 추면 편한데 당신과 추면 불편하니 당신이 고쳐라. 어렵지도 않은 순서를 왜 이렇게 못 외우냐' 등의 지적은 지양한다. 프로가 아닌 이상 둘 다 완벽하기 어렵다. 사람마다 배우는 속도가 다르므로 그것은 존중될 일이지, 지적할 일이 아니다. 스트레스 풀려고 시작한 춤을 기분이 나빠 그만둘 수도 있으니 서로 배려하는 것을 최우선으로 생각하자.

3 파티

춤을 어느 정도 배우면 파티에 참석할 기회가 생기므로 파티에서의 매너를 기본 상식으로 기억해둔다. 춤을 신청할 때 파트너에게 정중하게 인사하고, 춤의 신청을 받았을 때는 급한 용무가 아니면 응하는 게 예의이다. 춤 실력이 부족하면 초보라고 말하면 된다. 그러면 상대방이 나의 수준에 맞춰 줄 수 있기 때문이다. 춤을 거절했을 경우는 한 곡이 끝날 때까지 다른 사람과 추지 말아야 한다.

춤을 출 때는 경험이 적은 사람의 수준에 맞춰 서로 여유를 가지고 즐겁게 추자. 상대방을 배려하지 않으면 긴장되고 경직된 춤이 될 것이고, 그럴 경우 앞으로 두 번 다시 추고 싶지 않은 상대로 기억되기 때문이다.

춤이 끝나면 항상 인사를 하고, 원래 자리까지 에스코트 해주도록 하자. 무대에 들어가는 순간부터 나올 때까지가 춤이라는 것을 기억하자.

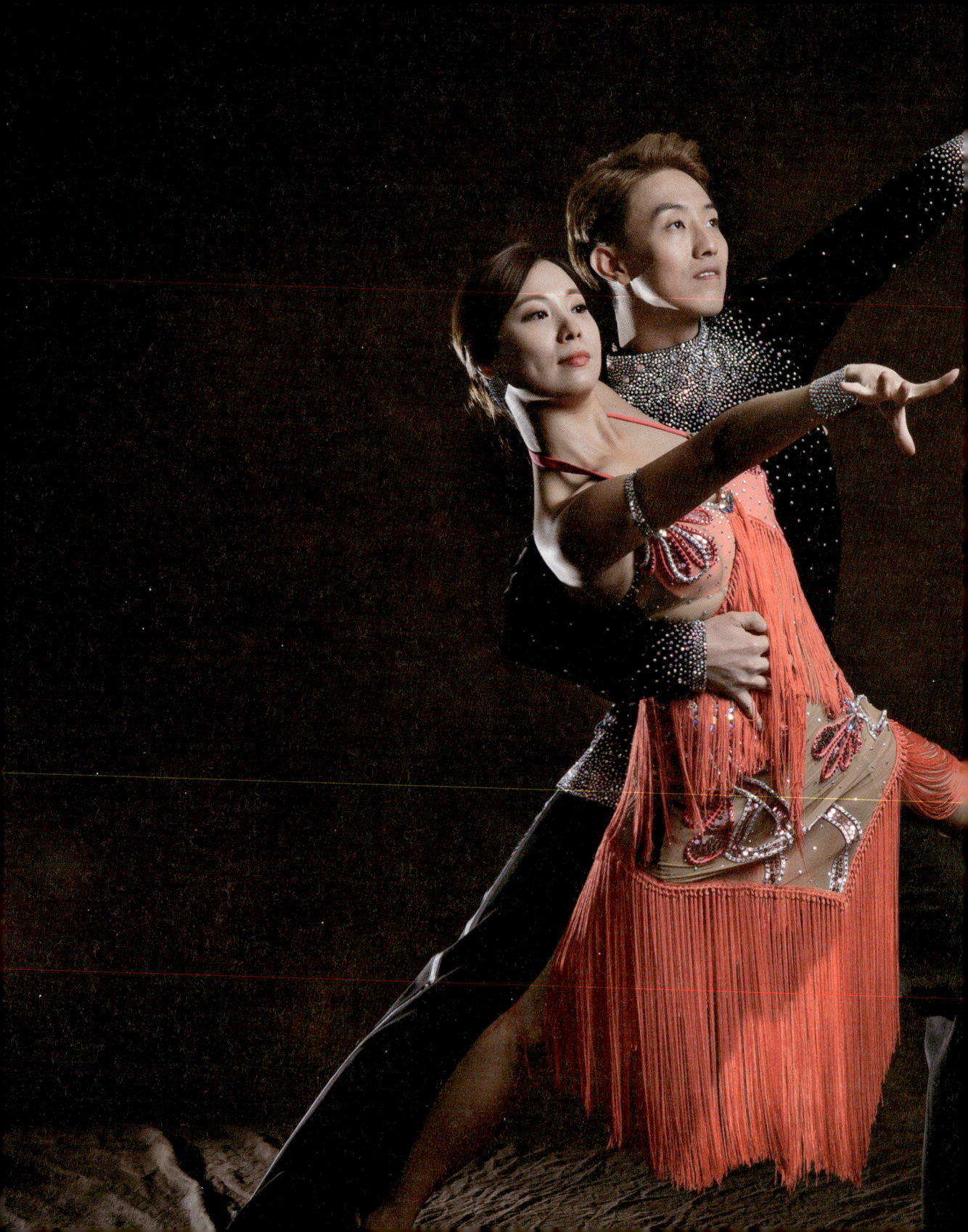

Part 2
춤의 세계 입장

자! 이제 당신은 춤의 복장부터
매너까지 춤을 출 준비가 되었다.
이제 실전에 도전할 시간이다.

라틴 댄스

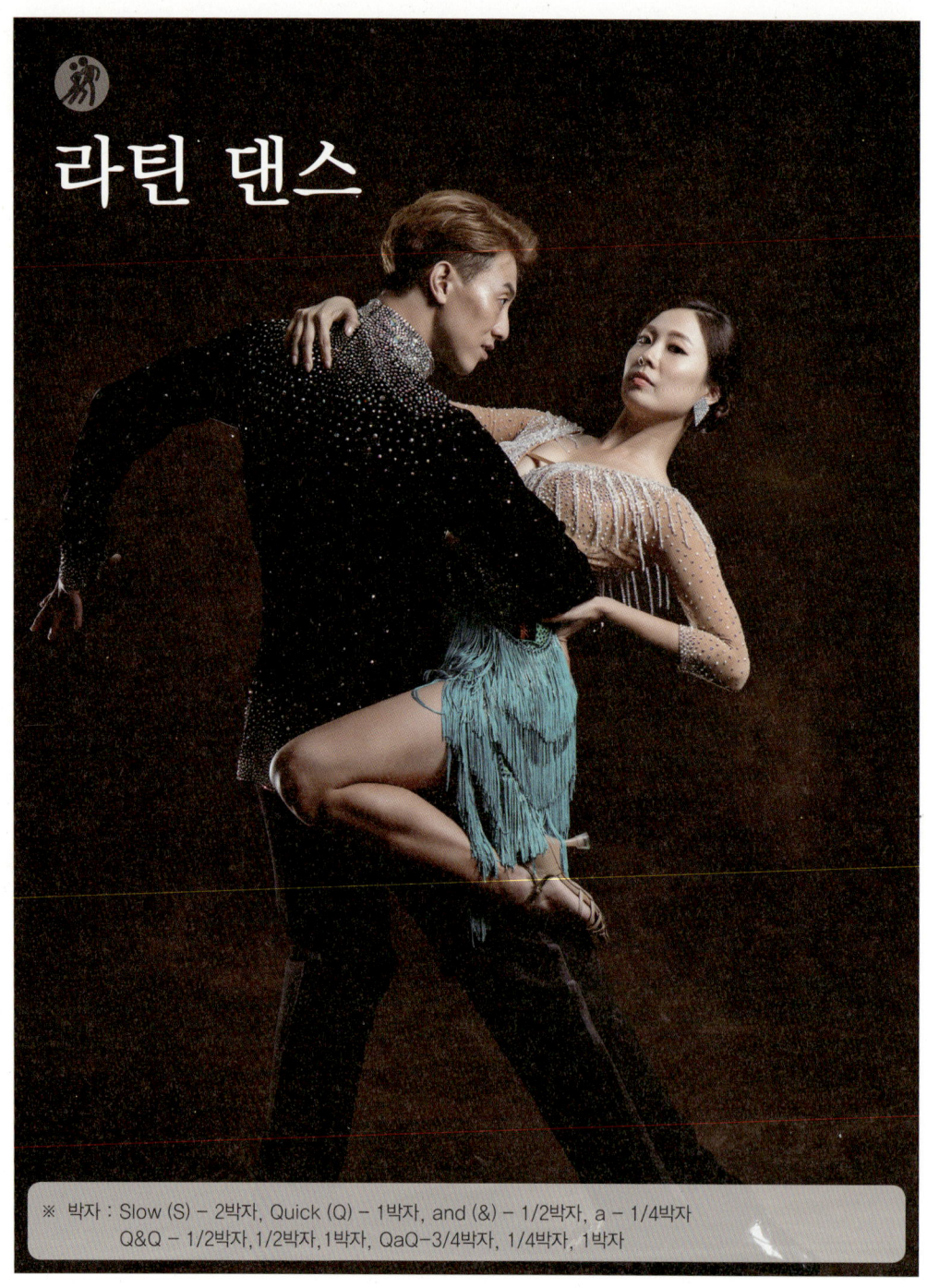

※ 박자 : Slow (S) - 2박자, Quick (Q) - 1박자, and (&) - 1/2박자, a - 1/4박자
　　　　Q&Q - 1/2박자, 1/2박자, 1박자, QaQ-3/4박자, 1/4박자, 1박자

라틴 홀드(Latin Hold)

기본 안는 자세

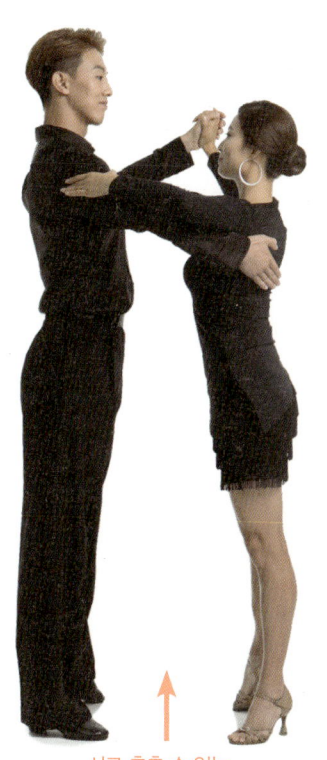
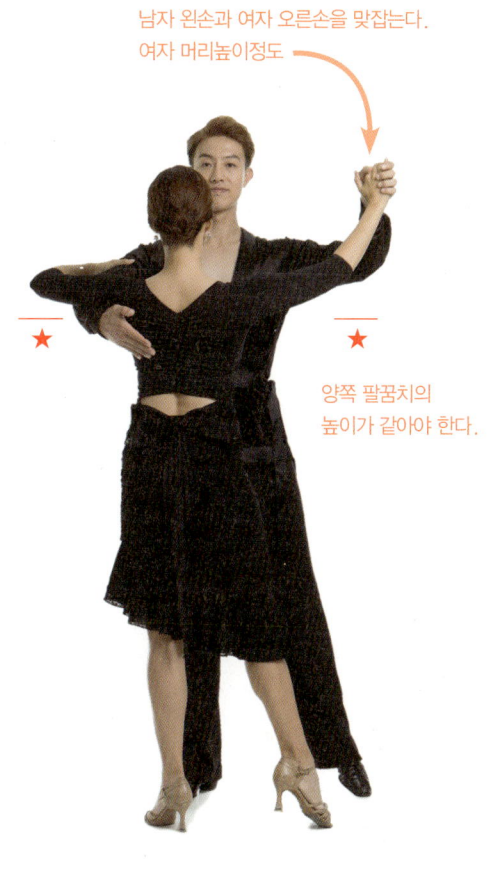

남자 왼손과 여자 오른손을 맞잡는다.
여자 머리높이정도

양쪽 팔꿈치의 높이가 같아야 한다.

서로 춤출 수 있는 공간을 두고 선다.

1. 남자 오른손은 여자 등 뒤로, 최대한 겨드랑이 위까지 공간이 없도록 위로(여자 팔을 받쳐준다는 느낌) 들어준다.
2. 여자는 왼손 엄지와 검지로 남자 어깨를 잡아 손이 움직이지 않도록 조금 단단히 잡아준다.
3. 시선은 서로 쳐다보듯 눈높이를 본다. 이마나 코 등에 시선을 주면 부담스럽지 않다.
4. 어깨와 등은 쭉 펴준다.

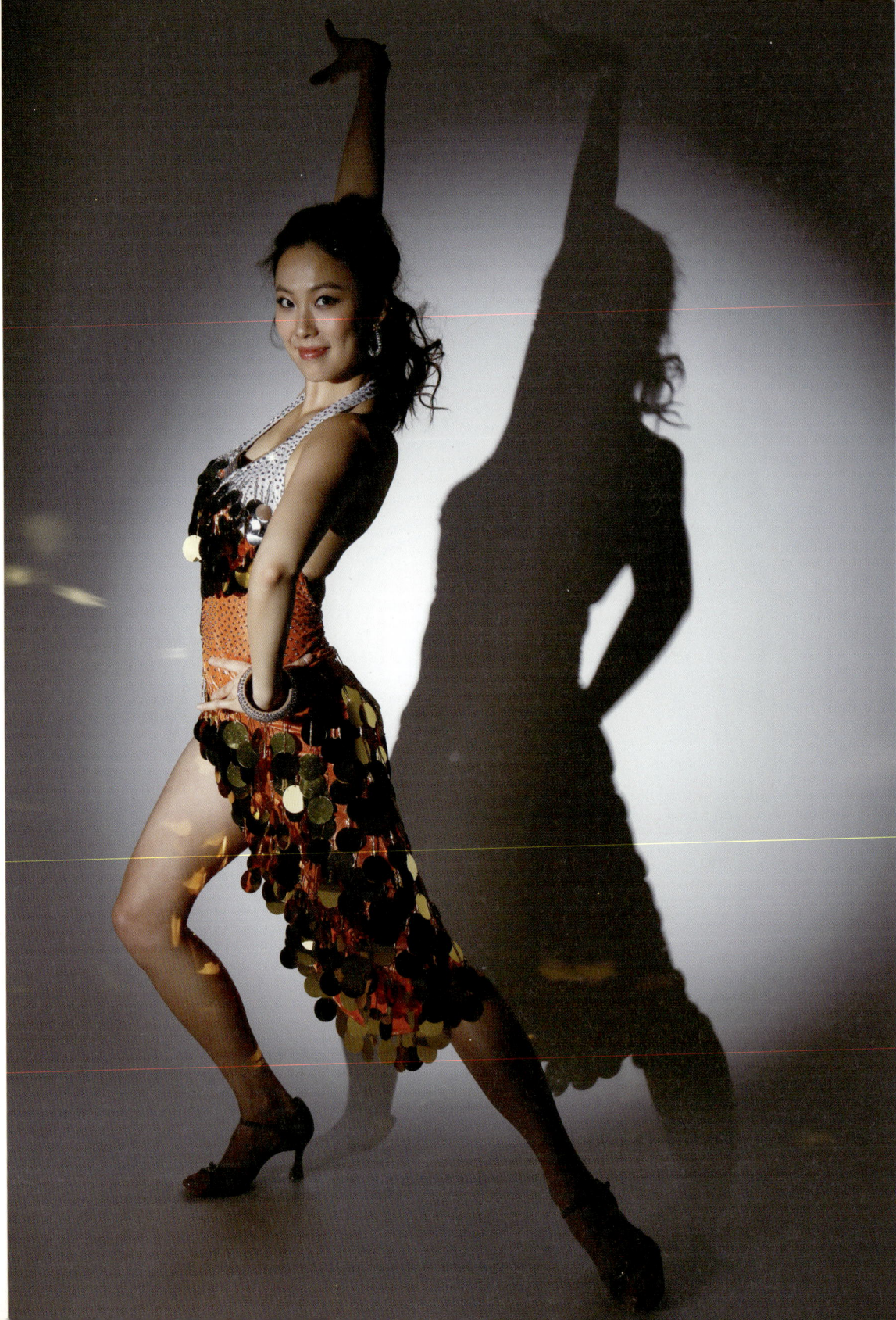

홀드를 익혔다면, 이제 신나는 라틴의 세계로 들어가보자.
여기서부터 이채원의 차차차 초급 과정이 시작된다.
겁내지 말고 차차차 리듬을 느끼면서 한 스텝씩 따라해보자.

차차차

추천곡 ♪ **Chain of Fools** by fantasia

1 사이드 샤세 Side Chasse : 발을 세 번 옆으로 가는 스텝이다.

★ 차차차의 기본 동작으로 반복해서 나오는 스텝이다. 이름과 동작을 외워두도록 하자.

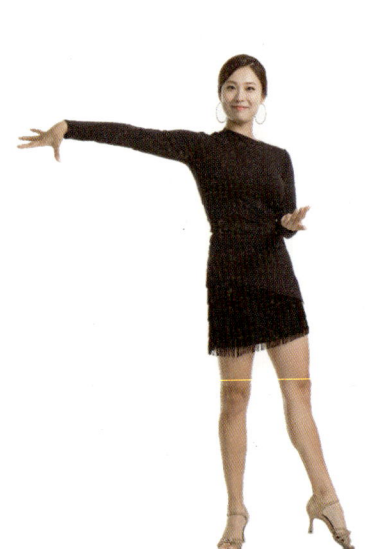

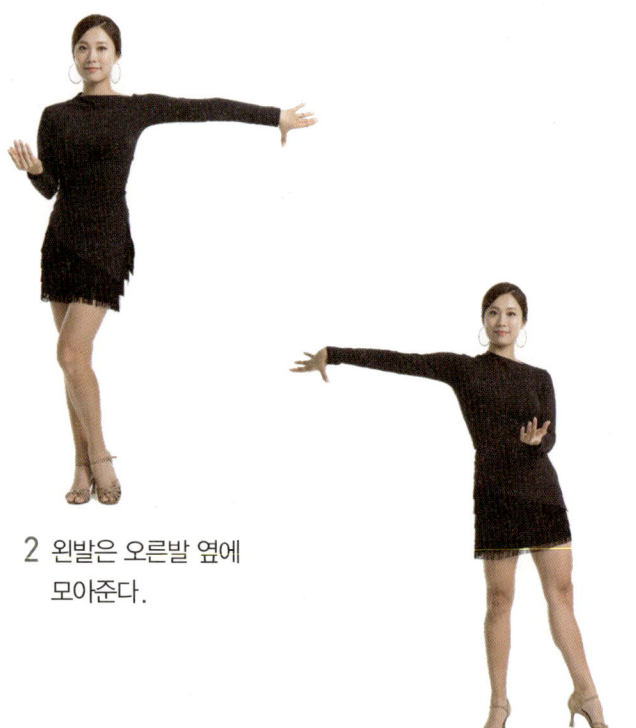

1 오른발을 오른쪽 옆으로 딛는다.

2 왼발은 오른발 옆에 모아준다.

3 오른발을 한 번 더 오른쪽 옆으로 딛는다.

오른쪽 사이드 샤세

기본동작 연습

박자 : Q&Q, Q&Q
카운트 : 2&3, 4&1

차차차
기본동작 영상

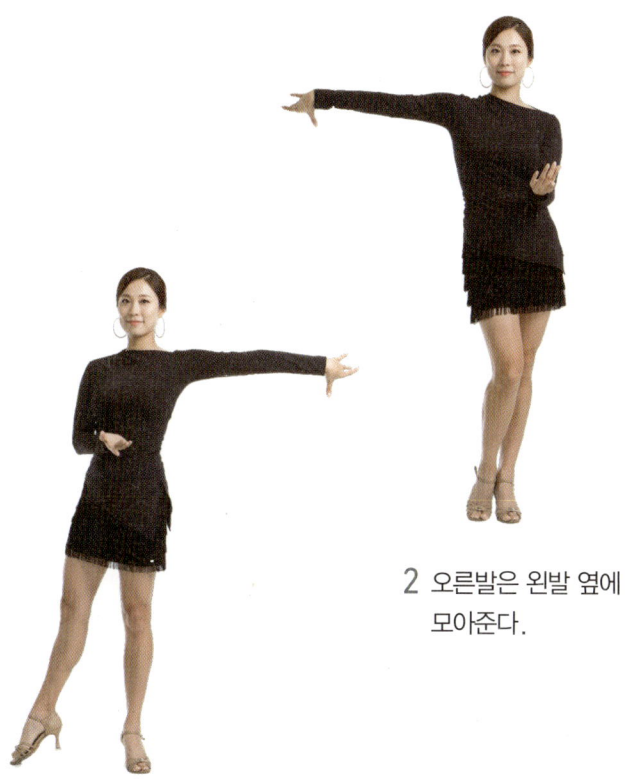

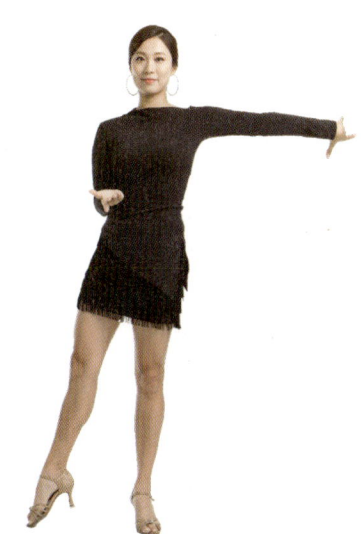

1 왼발을 왼쪽 옆으로 딛는다.

2 오른발은 왼발 옆에 모아준다.

3 왼발을 한 번 더 왼쪽 옆으로 딛는다.

왼쪽 사이드 샤세

 Tip 발을 엄지발가락쪽으로 디딘다. 인사이드 엣지(Inside Edge)로 디디면 힙 움직임을 잘 표현할 수 있다.

1 차차차

2 록 스텝 Lock Step : 발을 세 번 앞으로, 혹은 뒤로 가는 스텝이다.

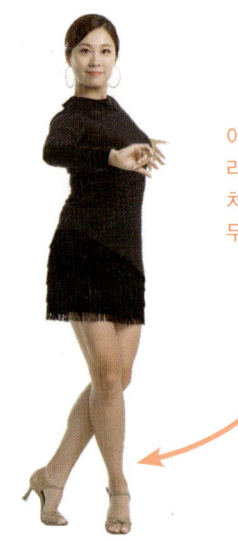

이때 두 다리를 X자로 꼬아 라틴 크로스 Latin Cross를 해준다. 처음에는 엉켜 넘어질 수 있기 때문에 무리해서 꼬지 않도록 한다.

2 왼발은 오른발 뒤에 딛는다.

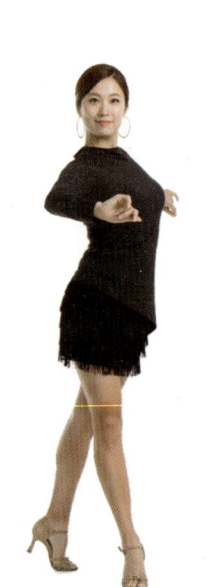

1 오른발을 앞으로 딛는다.

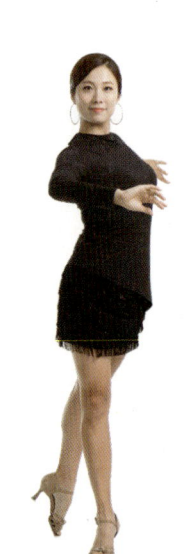

3 오른발을 다시 앞으로 딛는다.

포워드 록 스텝 (앞으로 가는 록 스텝)

기본동작 연습

박자 : Q&Q, Q&Q
카운트 : 2&3, 4&1

차 차 차

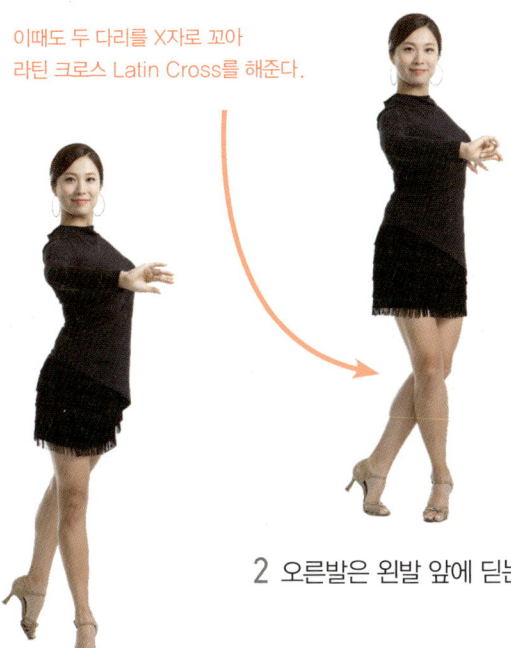

이때도 두 다리를 X자로 꼬아 라틴 크로스 Latin Cross를 해준다.

2 오른발은 왼발 앞에 딛는다.

1 왼발을 뒤로 딛는다.
뒤꿈치를 딛지 않고
발 볼로만 딛는다.

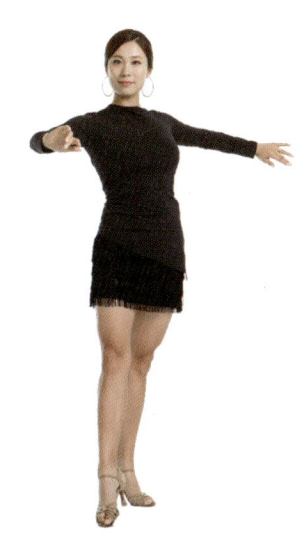

3 왼발을 다시 뒤로 딛는다.
뒤꿈치를 딛는다.

백워드 록 스텝 (뒤로 가는 록 스텝)

 Tip 왼발은 뒤꿈치가 바닥에 닿지 않게 발가락(발 볼)으로만 딛는다.
숄더리드(Shoulder Lead) 즉, 어깨로 선행해주면 발을 꼬기 편하다.

Let's dance! 1 베이직 무브먼트 Basic Movement

how to lead

클로즈드 홀드로 시작한다.

← 클로즈드 홀드 Closed Hold

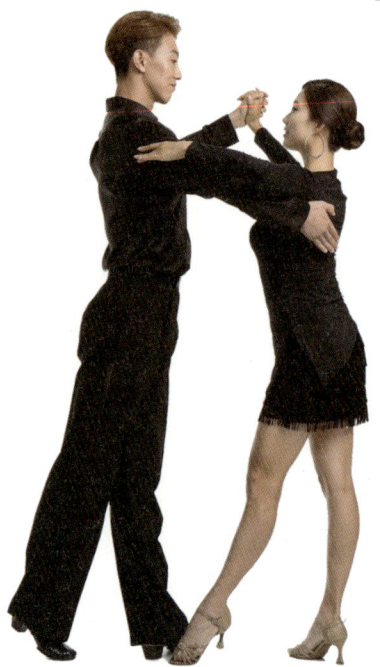

1
- 왼발을 앞으로 딛는다.
- 오른발을 뒤로 딛는다.

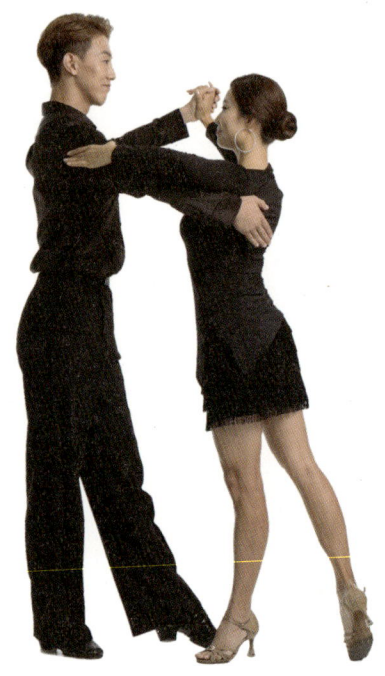

2
- 오른발로 체중을 옮긴다.
- 왼발로 체중을 옮긴다.

박자 : QQQ&Q, QQQ&Q
카운트 : 234&1, 234&1

차차차 1 영상

차차차

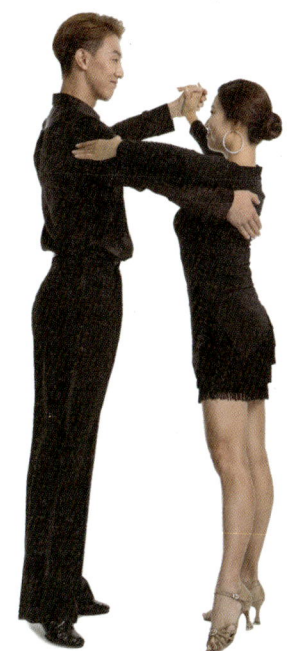
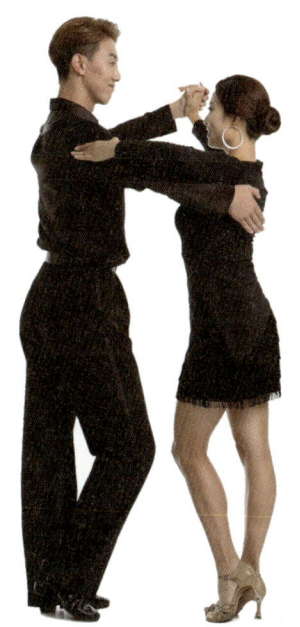
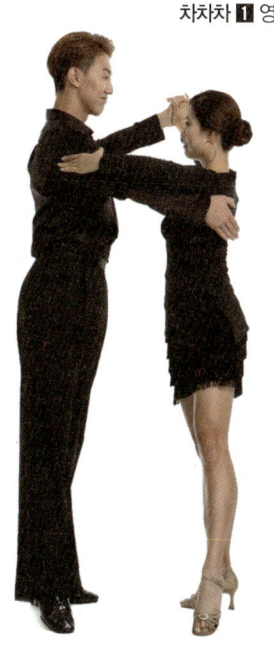

3

🧑 왼발로 *왼쪽 사이드 샤세
　　★기본동작1의 왼쪽 사이드 샤세 참조

👩 오른발로 *오른쪽 사이드 샤세
　　★기본동작1의 오른쪽 사이드 샤세 참조

Tip 연습할 때 입으로 박자를 세면서 움직이면 몸이 더 자연스레 움직인다.

Let's dance! 1 베이직 무브먼트 Basic Movement

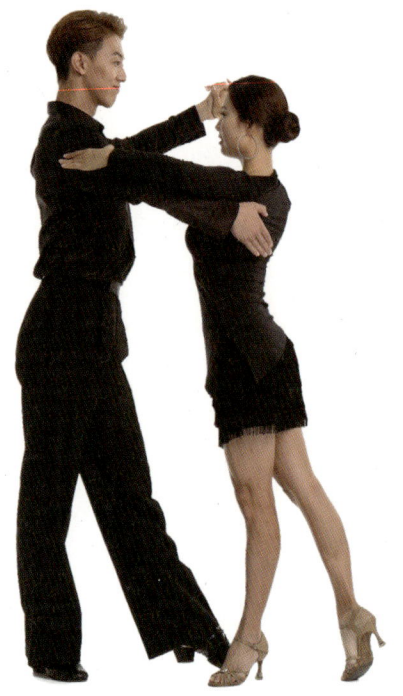

4
- 🧑 오른발을 뒤로 딛는다.
- 👩 왼발을 앞으로 딛는다.

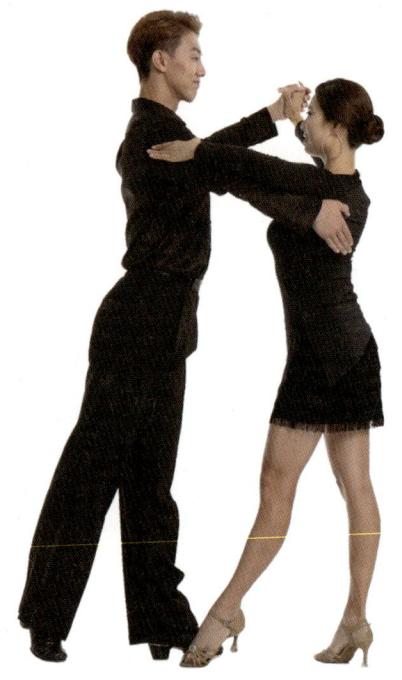

5
- 🧑 왼발로 체중을 옮긴다.
- 👩 오른발로 체중을 옮긴다.

박자 : QQQ&Q, QQQ&Q
카운트 : 234&1, 234&1

차
차
차

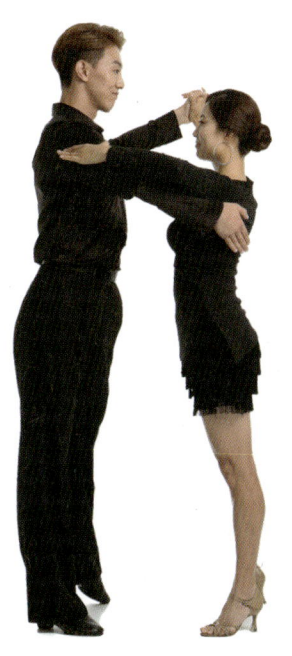
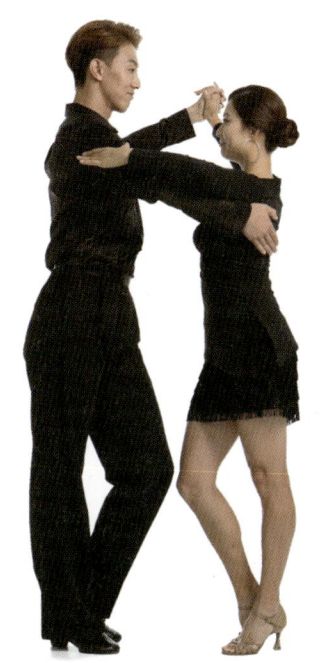
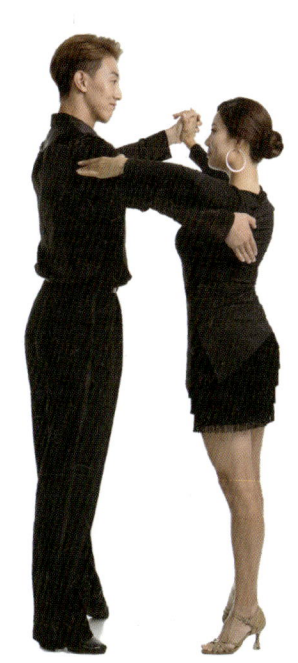

6

👨 오른발로 *오른쪽 사이드 샤세
👩 왼발로 *왼쪽 사이드 샤세

 Tip 1번 동작(베이직 무브먼트)을 음악에 맞추어 자연스럽게 될 때까지 반복하자. 차차차의 가장 중요한 스텝이다.

Step 2 춤의 세계 _ 라틴 댄스 • **035**

Let's dance! 2 뉴욕 New York

how to lead

클로즈드 홀드 자세에서 남자는 왼손을 아래로 내려 여자의 오른손을 잡고 리드한다. 여자는 오른손등이 위로 가게 남자 왼손을 잡는다.

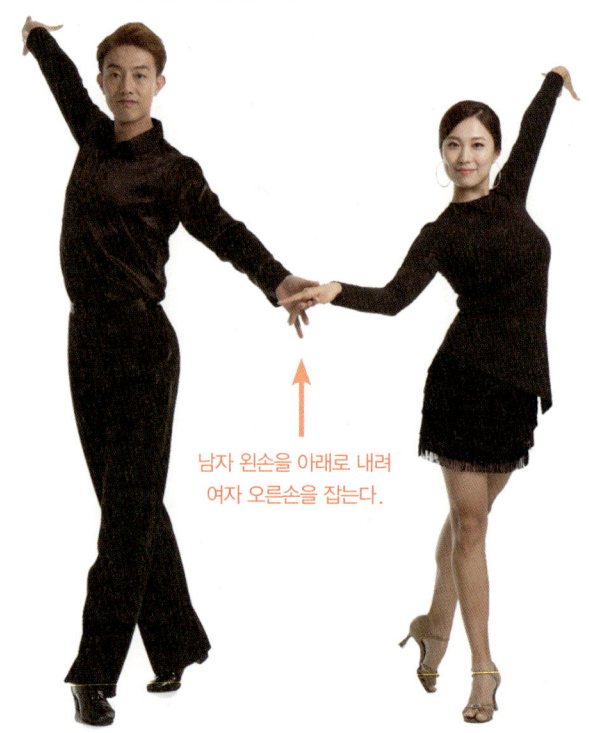

남자 왼손을 아래로 내려 여자 오른손을 잡는다.

1
- 오른쪽으로 가슴과 시선을 바라봐 준 후 왼발을 앞으로 딛는다. (오른쪽으로 90도) 이때 팔은 자유의 여신상이 횃불을 든 것처럼 위로 높이 뻗어준다.
- 왼쪽으로 가슴과 시선을 바라봐 준 후 오른발을 앞으로 딛는다. (왼쪽으로 90도) 이때 팔은 자유의 여신상이 횃불을 든 것처럼 위로 높이 뻗어준다.

2
- 오른발로 체중을 옮긴다.
- 왼발로 체중을 옮긴다.

박자 : QQQ&Q, QQQ&Q
카운트 : 234&1, 234&1

차차차 2 영상

차차차

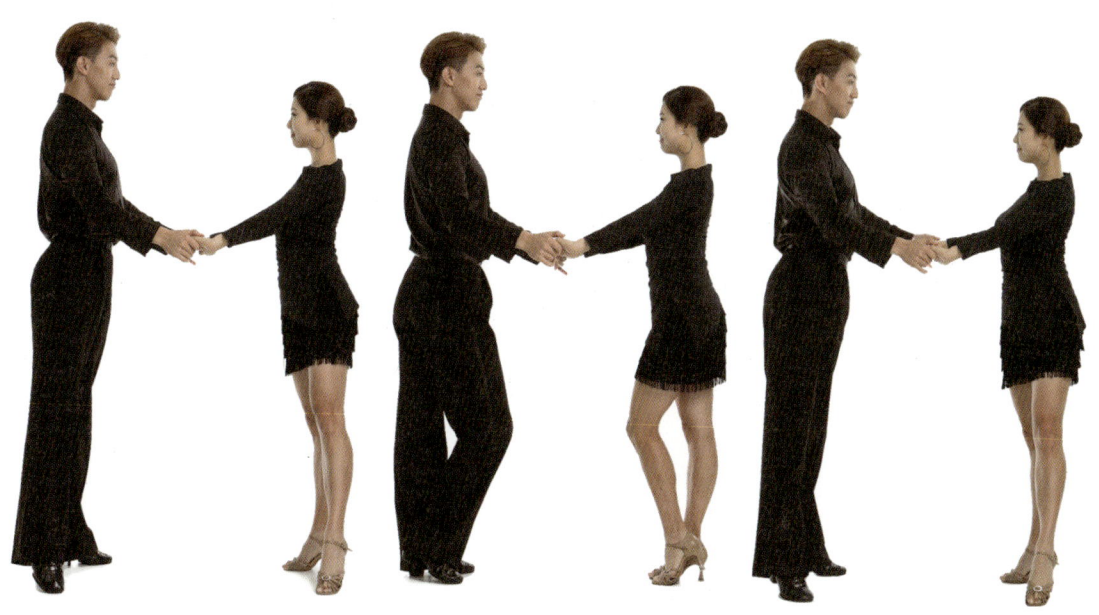

3
🧑 다시 마주보며 왼발로 *왼쪽 사이드 샤세
👩 다시 마주보며 오른발로 *오른쪽 사이드 샤세

Step 2 춤의 세계 _ 라틴 댄스 • 037

Let's dance! 2　뉴욕 New York

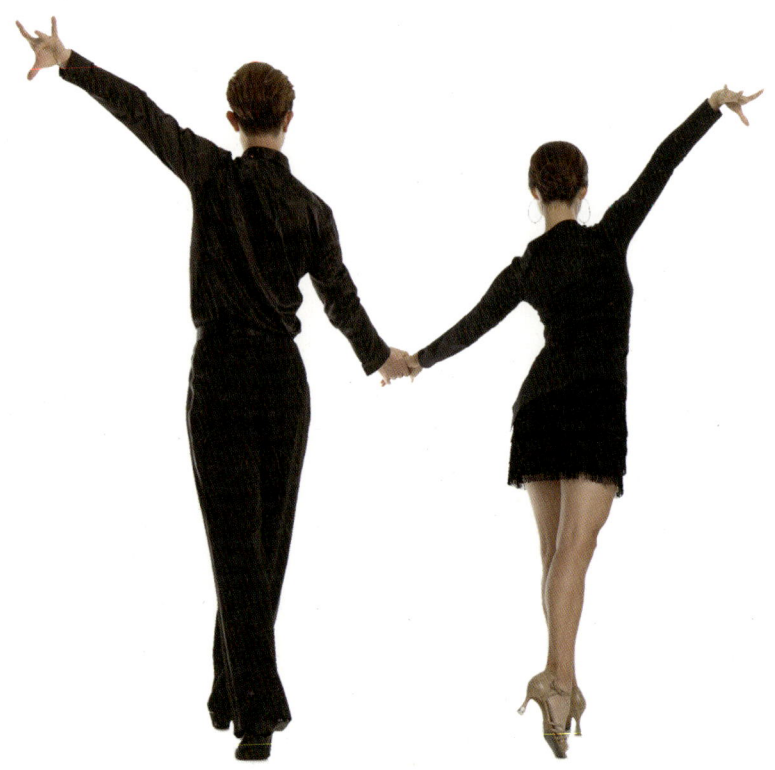

4
- 🧑 왼쪽으로 가슴과 시선을 바라봐 준 후 오른발을 앞으로 딛는다. (왼쪽으로 90도)
  이때 팔은 자유의 여신상이 횃불을 든 것처럼 위로 높이 뻗어준다.
- 👩 오른쪽으로 가슴과 시선을 바라봐 준 후 왼발을 앞으로 딛는다. (오른쪽으로 90도)
  이때 팔은 자유의 여신상이 횃불을 든 것처럼 위로 높이 뻗어준다.

5
- 🧑 왼발로 체중을 옮긴다.
- 👩 오른발로 체중을 옮긴다.

박자 : QQQ&Q, QQQ&Q
카운트 : 234&1, 234&1

차
차
차

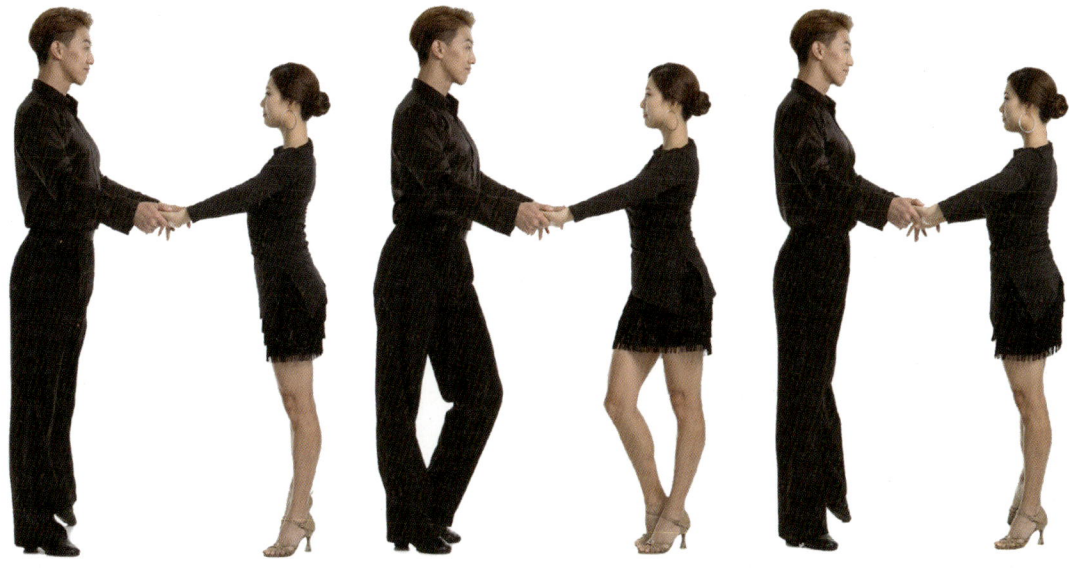

6
🧑 다시 마주보며 오른발로 *오른쪽 사이드 샤세
👩 다시 마주보며 왼발로 *왼쪽 사이드 샤세

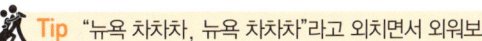 **Tip** "뉴욕 차차차, 뉴욕 차차차"라고 외치면서 외워보자.

Let's dance! 3 오픈 베이직 Open Basic

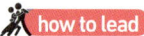

남자가 양손을 놓으며, 오픈 포지션으로 시작한다.

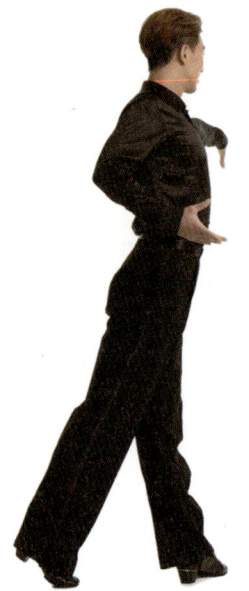

← 오픈 포지션 Open Position

1
- 왼발을 앞으로 딛는다.
- 오른발을 뒤로 딛는다.

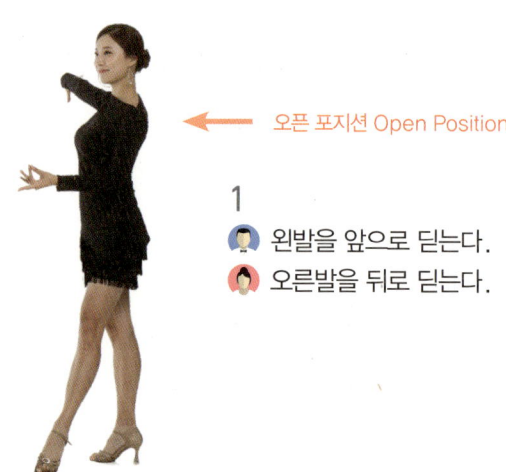

2
- 오른발로 체중을 옮긴다.
- 왼발로 체중을 옮긴다.

박자 : QQQ&Q, QQQ&Q
카운트 : 234&1, 234&1

차차차 3 영상

차 차 차

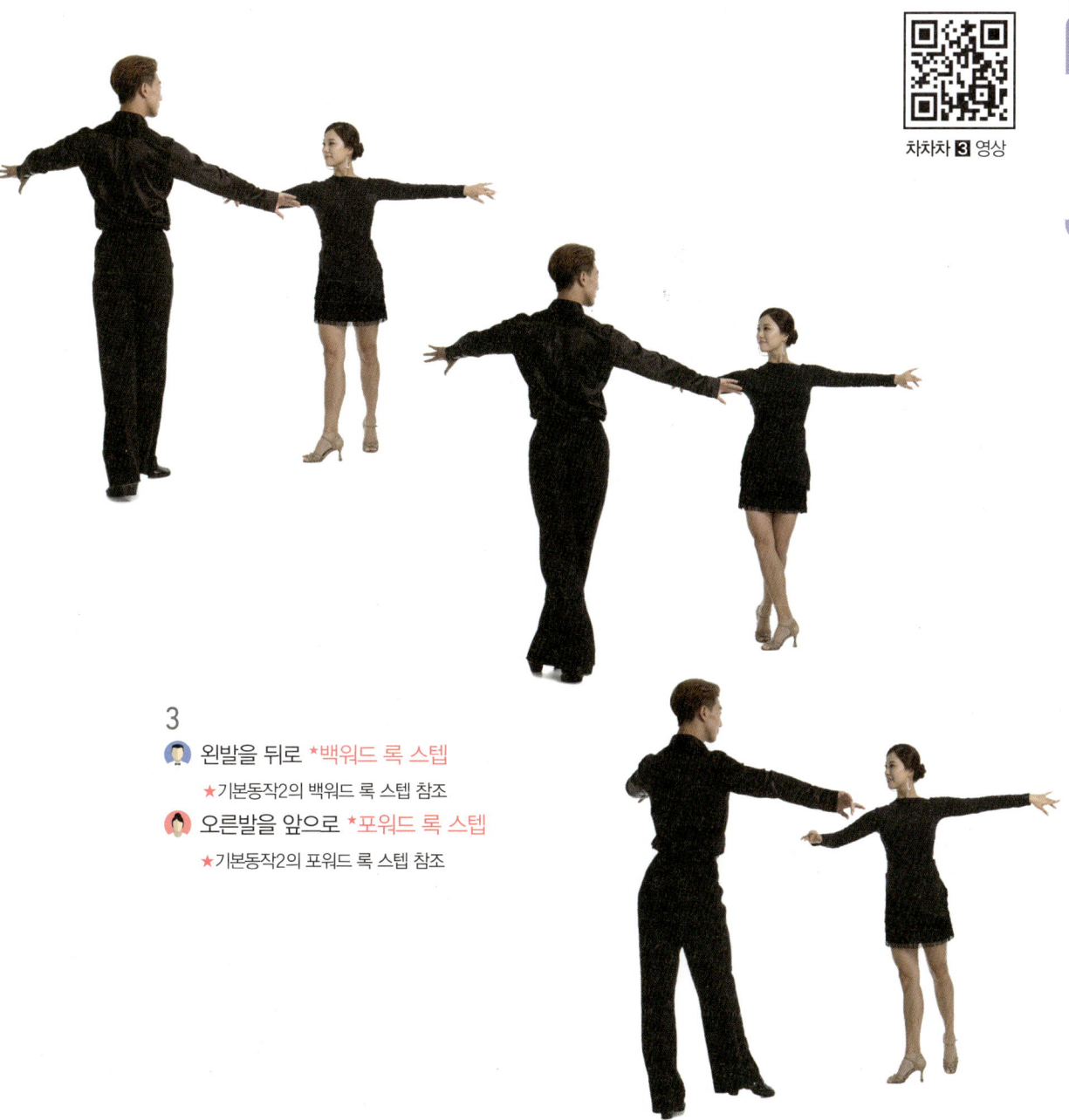

3
- 👨 왼발을 뒤로 *백워드 록 스텝
  - ★ 기본동작2의 백워드 록 스텝 참조
- 👩 오른발을 앞으로 *포워드 록 스텝
  - ★ 기본동작2의 포워드 록 스텝 참조

Let's dance! 3 오픈 베이직 Open Basic

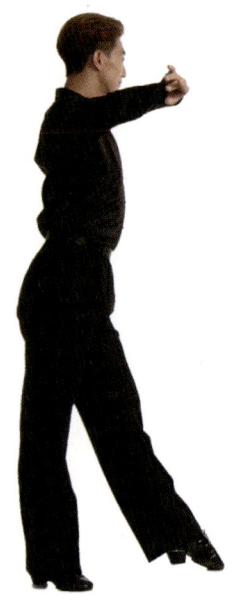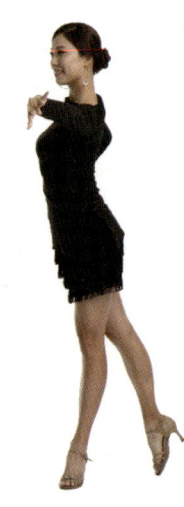

4
- 🧑 오른발을 뒤로 딛는다.
- 👩 왼발을 앞으로 딛는다.

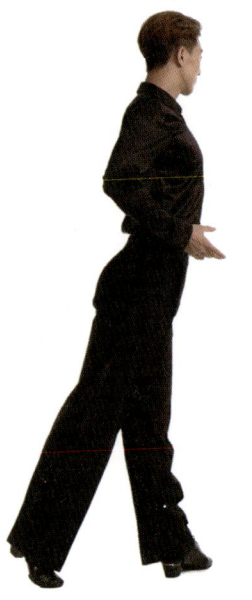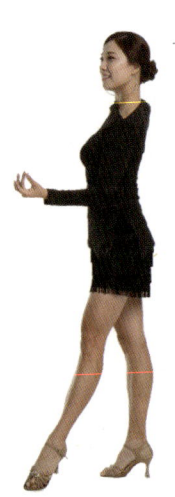

5
- 🧑 왼발로 체중을 옮긴다.
- 👩 오른발로 체중을 옮긴다.

박자 : QQQ&Q, QQQ&Q
카운트 : 234&1, 234&1

차차차

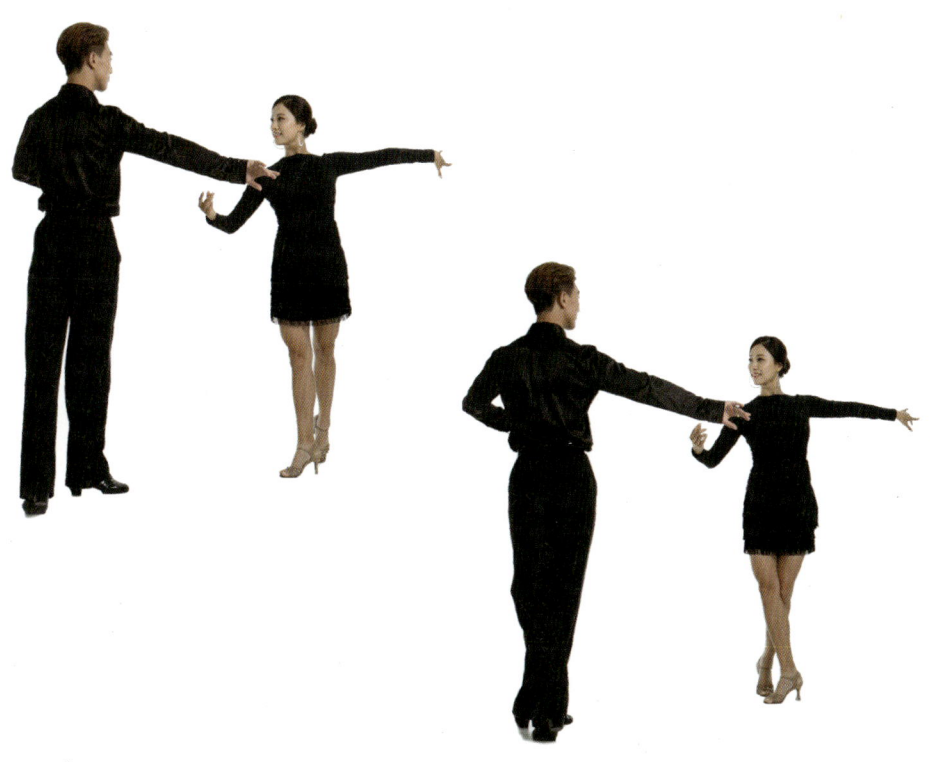

6
🧑 오른발을 앞으로 *포워드 록 스텝
👩 왼발을 뒤로 *백워드 록 스텝

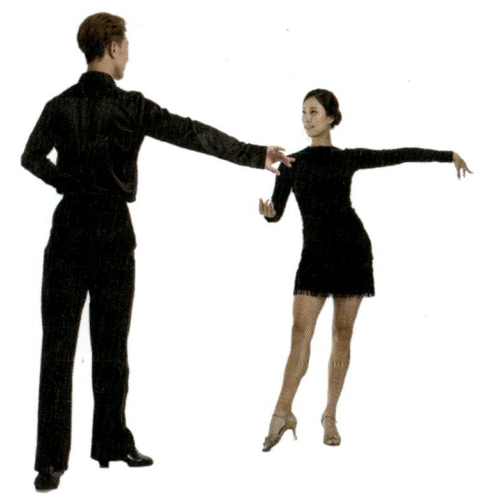

Step 2 춤의 세계 _ 라틴 댄스 • 043

Let's dance! 4 핸드 투 핸드 Hand to Hand

how to lead

오픈 포지션에서 남자는 양손을 내밀어 잡고 서로 마주보다가 남자 오른손과 여자 왼손을 잡고 시작한다.

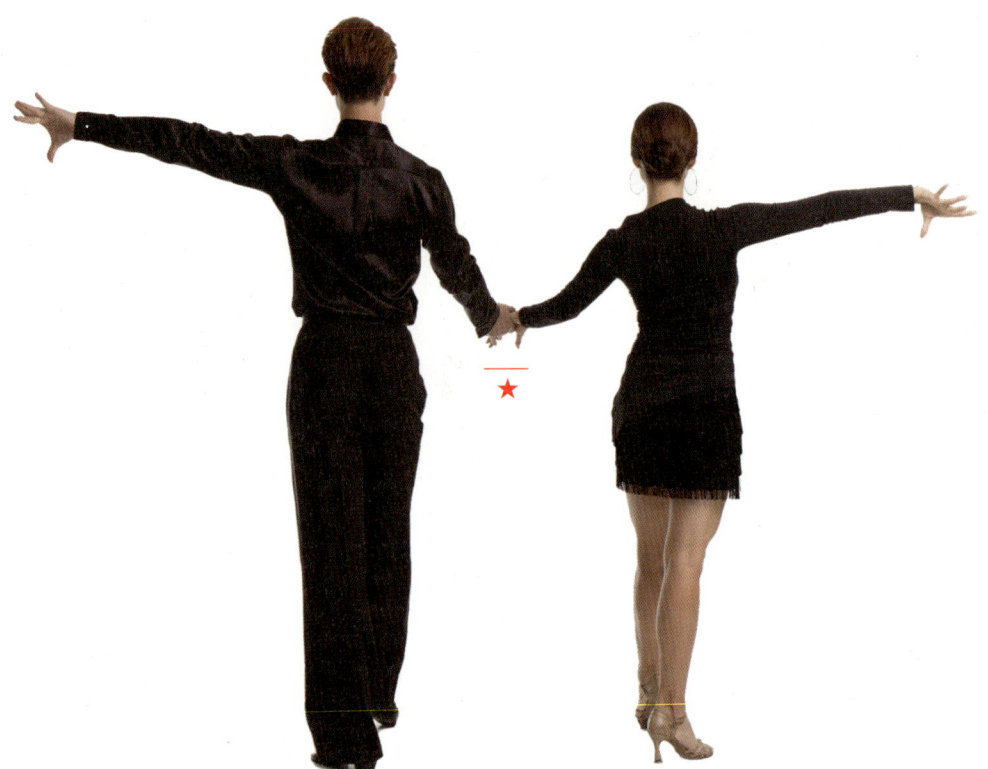

1
- 🧑 왼쪽으로 가슴과 시선을 바라봐 준 후 왼발을 뒤로 딛는다. (왼쪽으로 90도) 이때 팔은 어깨높이만큼 들어 옆으로 펴준다.
- 👩 오른쪽으로 가슴과 시선을 바라봐 준 후 오른발을 뒤로 딛는다. (오른쪽으로 90도) 이때 팔은 어깨높이만큼 들어 옆으로 펴준다.

2
- 🧑 오른발로 체중을 옮긴다.
- 👩 왼발로 체중을 옮긴다.

박자 : QQQ&Q, QQQ&Q
카운트 : 234&1, 234&1

차차차 4 영상

차 차 차

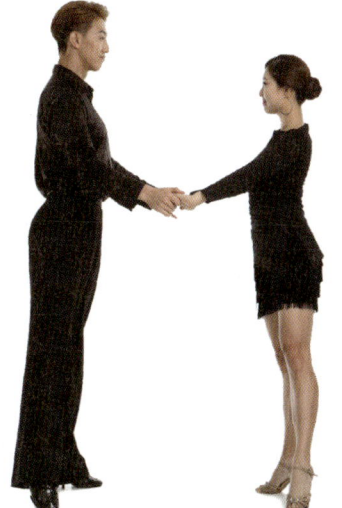

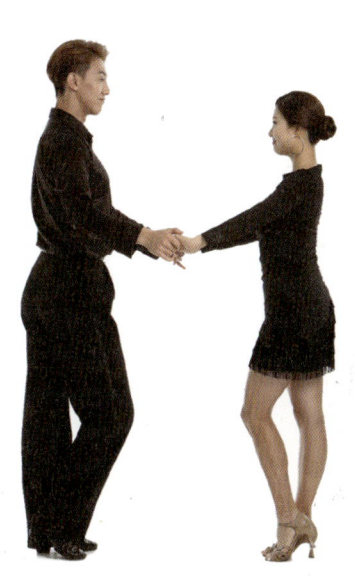

3
 다시 마주보며 왼발로 *왼쪽 사이드 샤세
 다시 마주보며 오른발로 *오른쪽 사이드 샤세

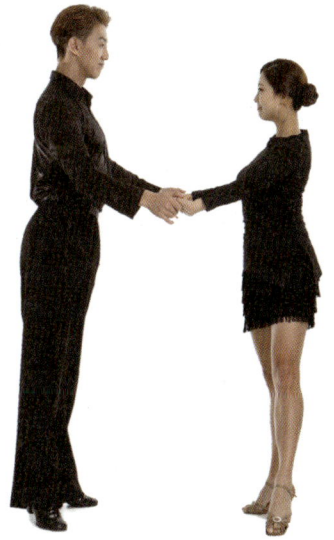

Let's dance! 4 핸드 투 핸드 Hand to Hand

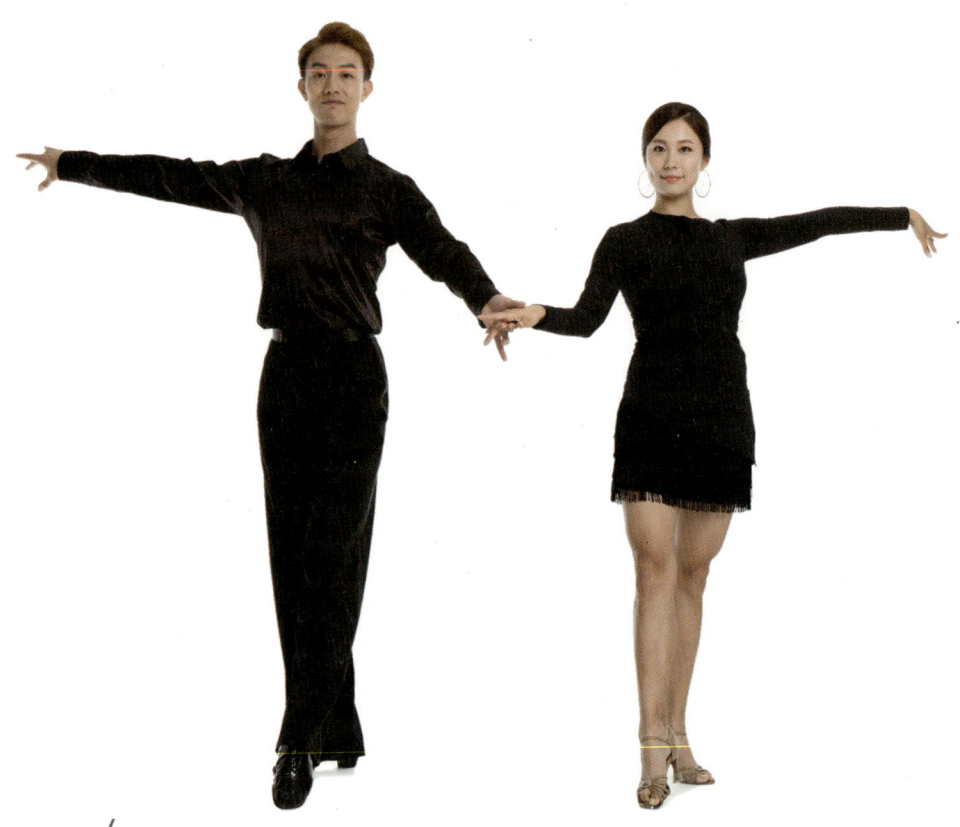

4
- 🧑 오른쪽으로 가슴과 시선을 바라봐 준 후 오른발을 뒤로 딛는다. (오른쪽으로 90도)
  이때 팔은 이때 팔은 어깨높이만큼 들어 옆으로 펴준다.
- 👩 왼쪽으로 가슴과 시선을 바라봐 준 후 왼발을 뒤로 딛는다. (왼쪽으로 90도)
  이때 팔은 이때 팔은 어깨높이만큼 들어 옆으로 펴준다.

5
- 🧑 왼발로 체중을 옮긴다.
- 👩 오른발로 체중을 옮긴다.

박자 : QQQ&Q, QQQ&Q
카운트 : 234&1, 234&1

차 차 차

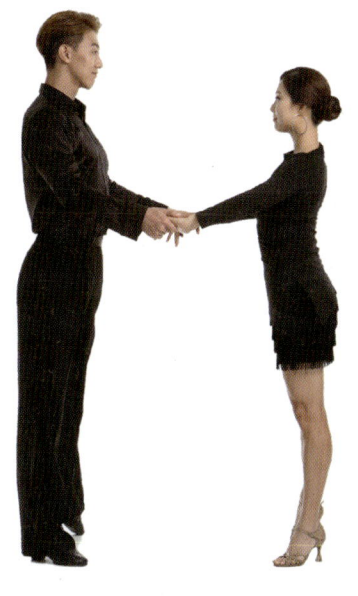

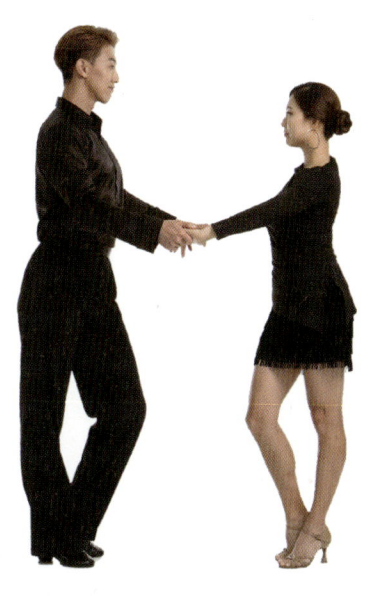

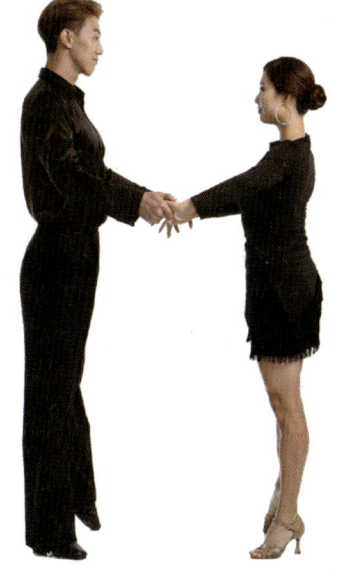

6
👨 다시 마주보며 오른발로 *오른쪽 사이드 샤세
👩 다시 마주보며 왼발로 *왼쪽 사이드 샤세

Tip ❷뉴욕과 ❹핸드 투 핸드는 비슷한 동작이다. 뉴욕은 발을 앞으로 딛고, 핸드 투 핸드는 발을 뒤로 딛는다.

Let's dance! 5 쓰리 차차 Three Cha Chas

how to lead

남자는 양손바닥을 세워 잡아 더블 홀드를 만든다.

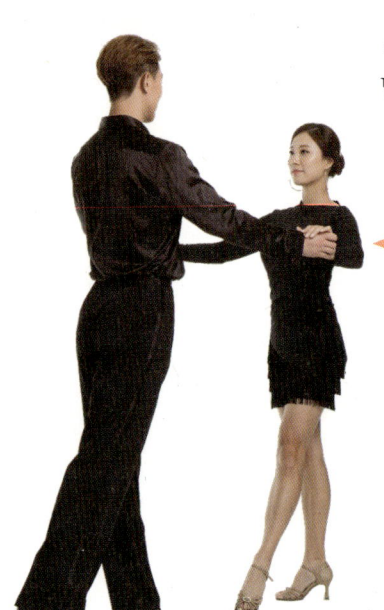

← 더블 홀드 Double Hold

1
- 왼발을 앞으로 딛는다.
- 오른발을 뒤로 딛는다.

2
- 오른발로 체중을 옮긴다.
- 왼발로 체중을 옮긴다.

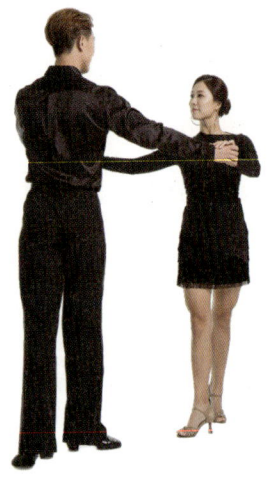
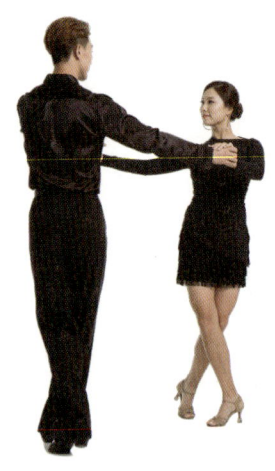
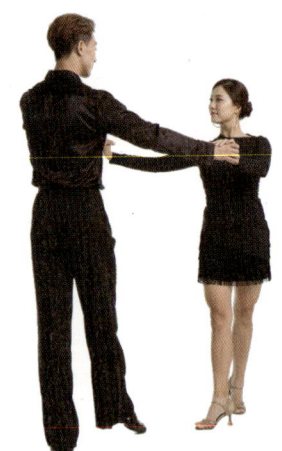

3
- 왼발을 뒤로 *백워드 록 스텝
- 오른발을 앞으로 *포워드 록 스텝

박자 : QQQ&Q, Q&Q, Q&Q, QQQ&Q, Q&Q, Q&Q
카운트 : 234&1, 2&3, 4&1 234&1, 2&3, 4&1

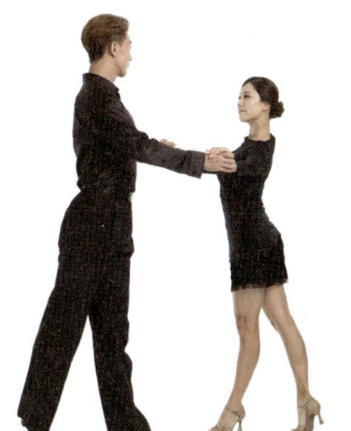
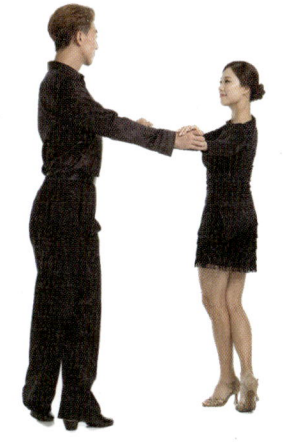
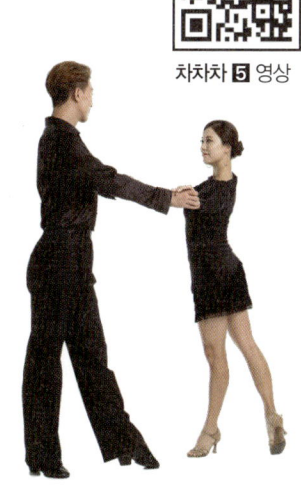

4
- 오른발을 뒤로 *백워드 록 스텝
- 왼발을 앞으로 *포워드 록 스텝

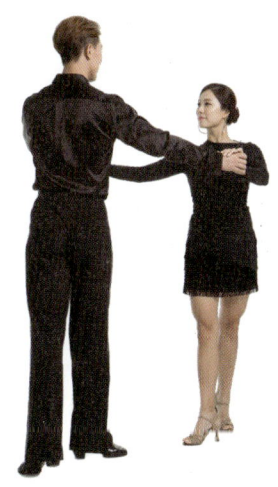
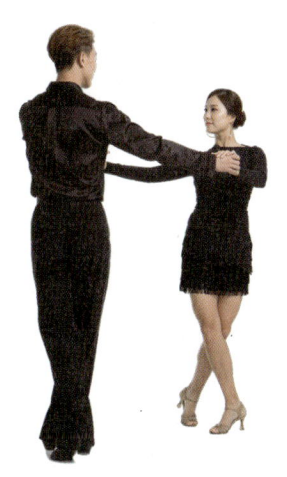
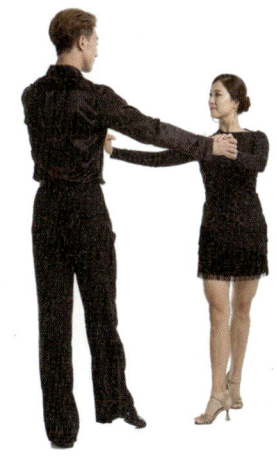

5
- 왼발을 뒤로 *백워드 록 스텝
- 오른발을 앞으로 *포워드 록 스텝

Let's dance! 5　쓰리 차차 Three Cha Chas

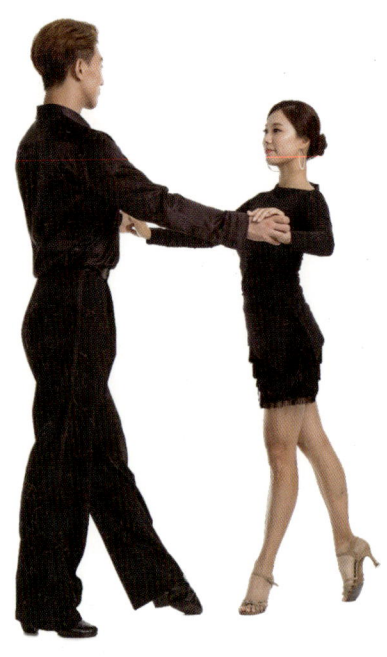

> **Tip** ⑤ 동작은 쓰리차차라는 이름처럼 차차차를 세 번 하는 동작이다. 차차 한 번, 차차 두 번, 차차 세 번 세면서 추면 몇 번 록 스텝을 했는지 헷갈리지 않는다.

6
🧑 오른발을 뒤로 딛는다.
👩 왼발을 앞으로 딛는다.

7
🧑 왼발로 체중을 옮긴다.
👩 오른발로 체중을 옮긴다.

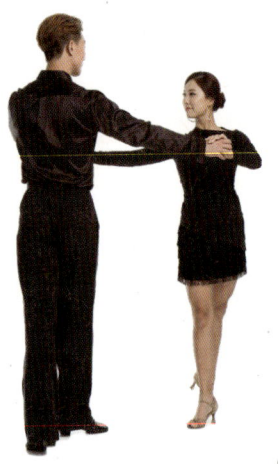 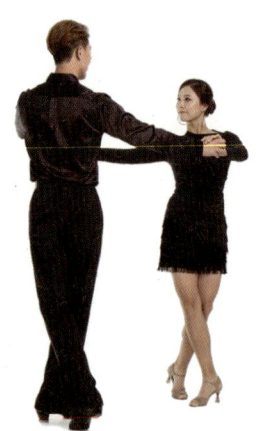 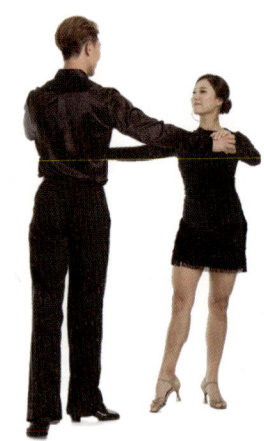

8
🧑 오른발을 앞으로 *포워드 록 스텝
👩 왼발을 뒤로 *백워드 록 스텝

박자 : QQQ&Q, Q&Q, Q&Q, QQQ&Q, Q&Q, Q&Q
카운트 : 234&1, 2&3, 4&1 234&1, 2&3, 4&1

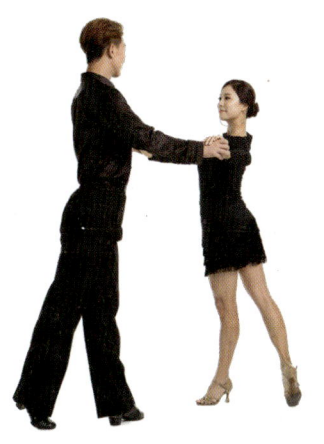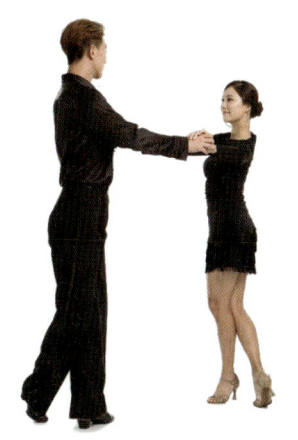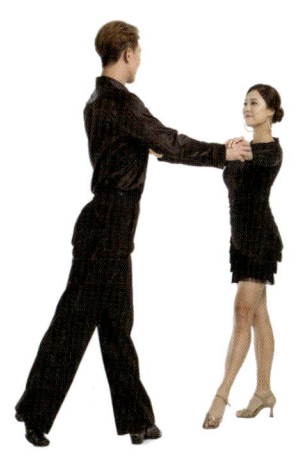

9

- 왼발을 앞으로 *포워드 록 스텝
- 오른발을 뒤로 *백워드 록 스텝

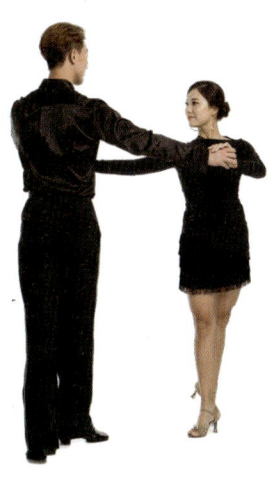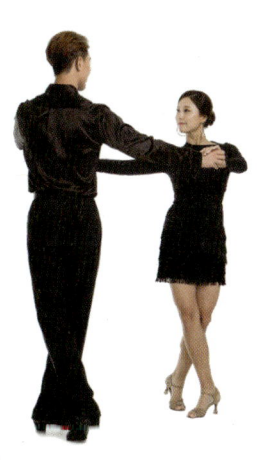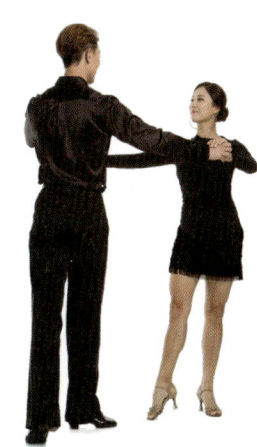

10

- 오른발을 앞으로 *포워드 록 스텝
- 왼발을 뒤로 *백워드 록 스텝

차차차　전체 순서 연결

1　베이직 무브먼트 Basic Movement

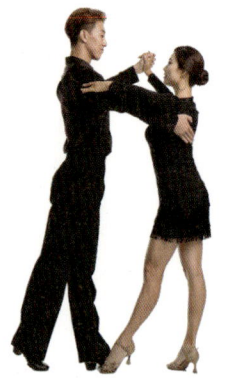 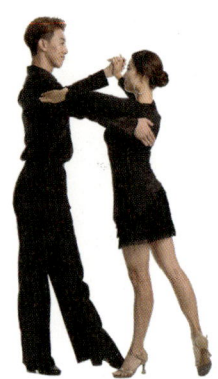 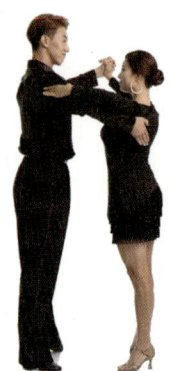

1번 동작(베이직 무브먼트)을 한 곡이 끝날 때까지 연습하여 몸에 익힌다. 한 곡으로 익히지 못한다면 익힐 때까지 두 번, 세 번 반복하여 연습한다. 음악에 맞추어 1번 동작이 자연스럽게 될 때까지 2번 동작(뉴욕)으로 넘어가지 말자.

1번 동작이 가장 중요한 베이직이다. 완성될 때까지 음악과 함께 익혀라. 상대방과 손을 잡고도 추고, 손을 놓고도 춰보자. 옆으로 가서 같은 방향을 보고, 반대로 다른 방향을 보고 서로 재미나게 춰보자.

머리를 싸매며 순서를 외우지 않고도 자신있게 출 수 있다면 1번 베이직 하나만으로도 크루즈여행을 가서 더 이상 술잔만 기울이며 앉아 있을 필요가 없다.

틀을 깨보자! 순서를 많이 안다고 춤을 잘 추는 게 아니다.

2 뉴욕 New York

차차차 전체 영상

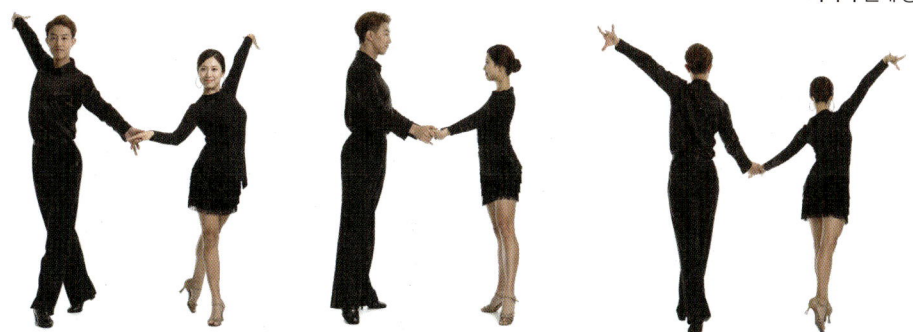

3 오픈 베이직 Open Basic

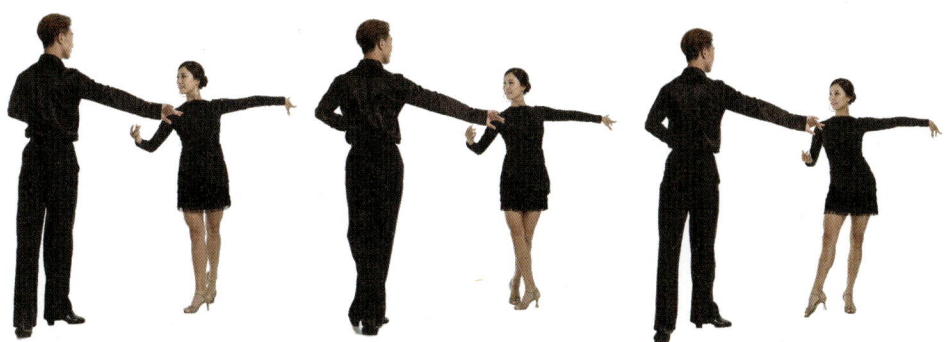

차차차 전체 순서 연결

4 핸드 투 핸드 Hand to Hand

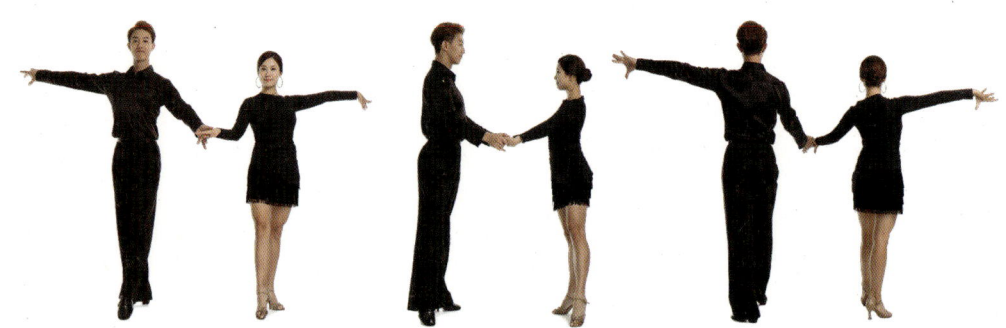

5 쓰리 차차 Three Cha Chas

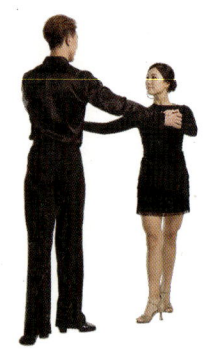
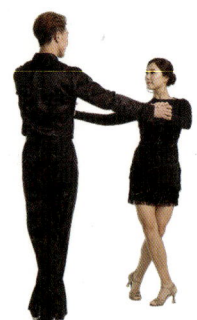
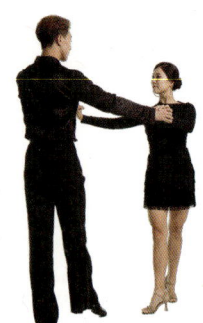

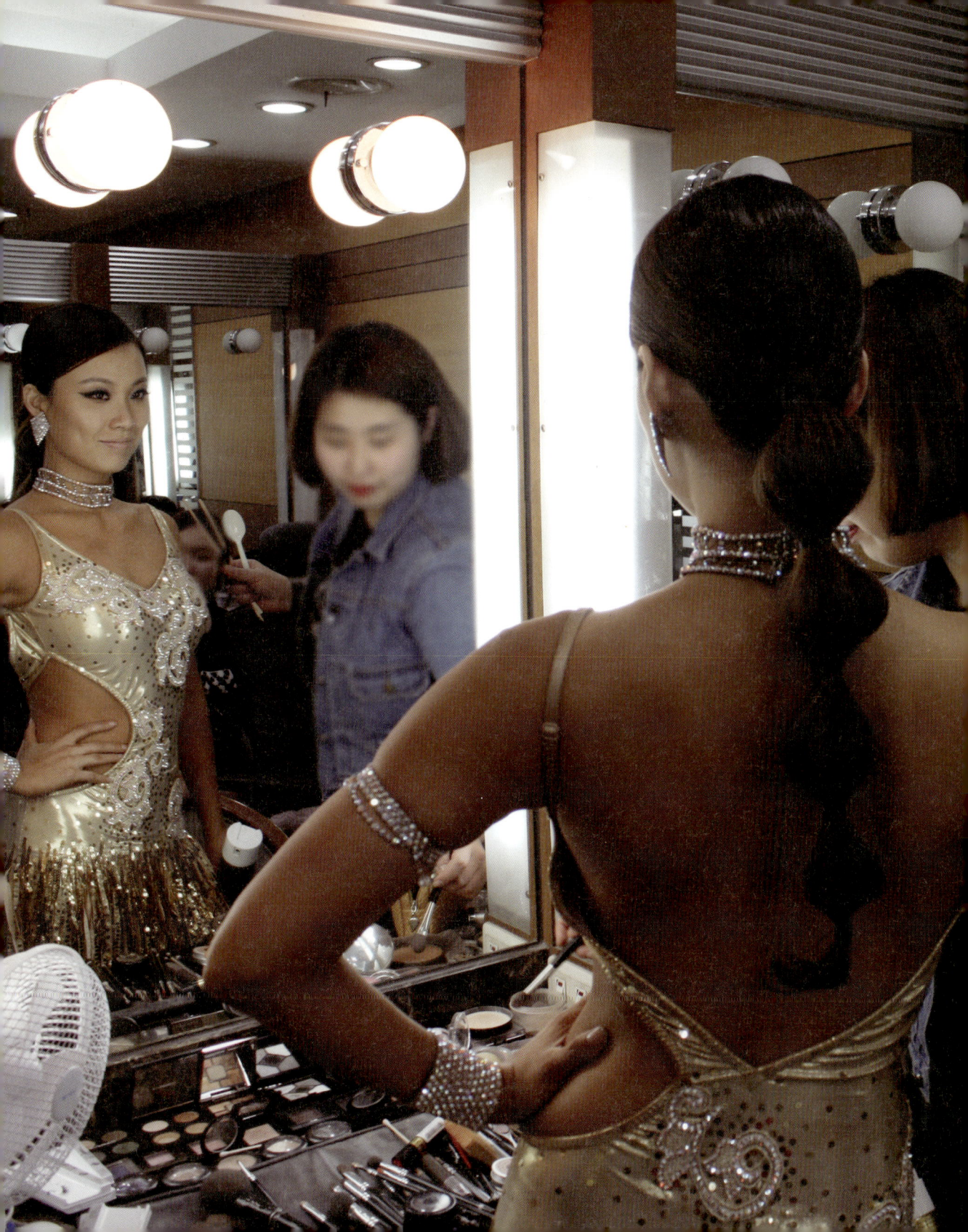

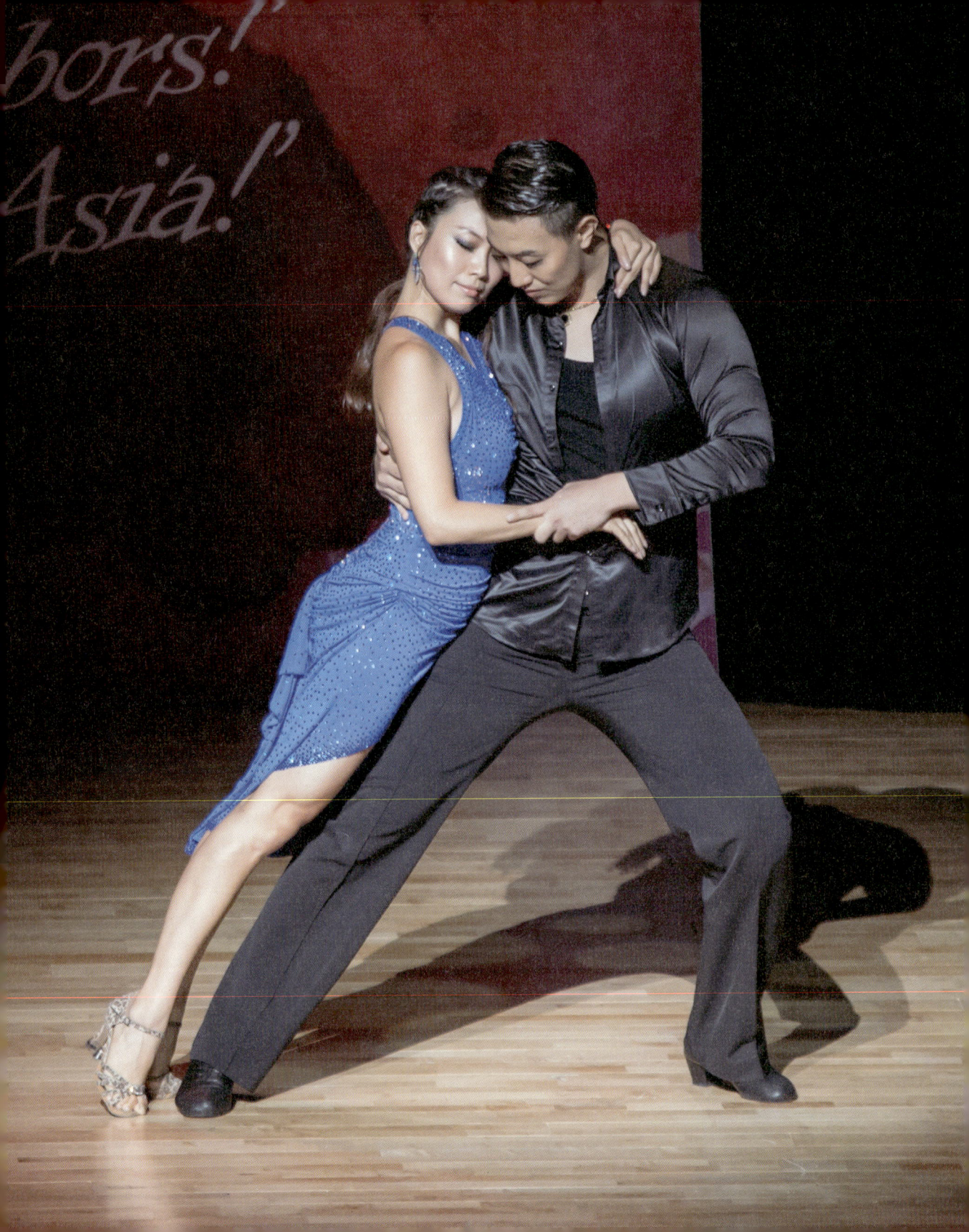

여기까지가 "이채원의 몸치 클리닉" 차차차 초급 과정이다.

자! 이제 느린 음악에도 춤을 추고 싶은 여유가 생겼다.
다음 종목은 이름하여 사랑의 춤, 룸바이다.
차차차와 같은 쿠바의 배에서 나온 만큼 비슷한 스텝이 많다.

차차차가 4박자에 발이 5번 움직이는 QQ Q&Q 박자였다면,
룸바는 4박자에 발이 3번 움직이는 QQS 박자라서
차차차의 신나고 리드미컬한 움직임과는 반대로
시나리는 여유가 필요한, 우아하고 끈적힌 춤이다.

② 룸바

추천곡 ♪ **Fairy Tale** by Toni Braxton

1 Hip Action (= Hip Movement)

힙을 누른다. 힙 새틀(Hip Settle)이라고도 부르는데, 똑바로 서 있는 자세에서 골반으로 리본모양을 그려준다고 생각하며 *리본 끝의 꼭지점 4군데를 부드럽게 돌리면서 찍어주고 오자. 이때 상체가 흔들리지 않게 잘 잡아준다.

★ 룸바에서 가장 중요한 동작이므로 꾸준히 연습하여 잘 익혀두자.

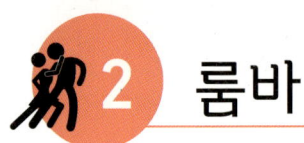

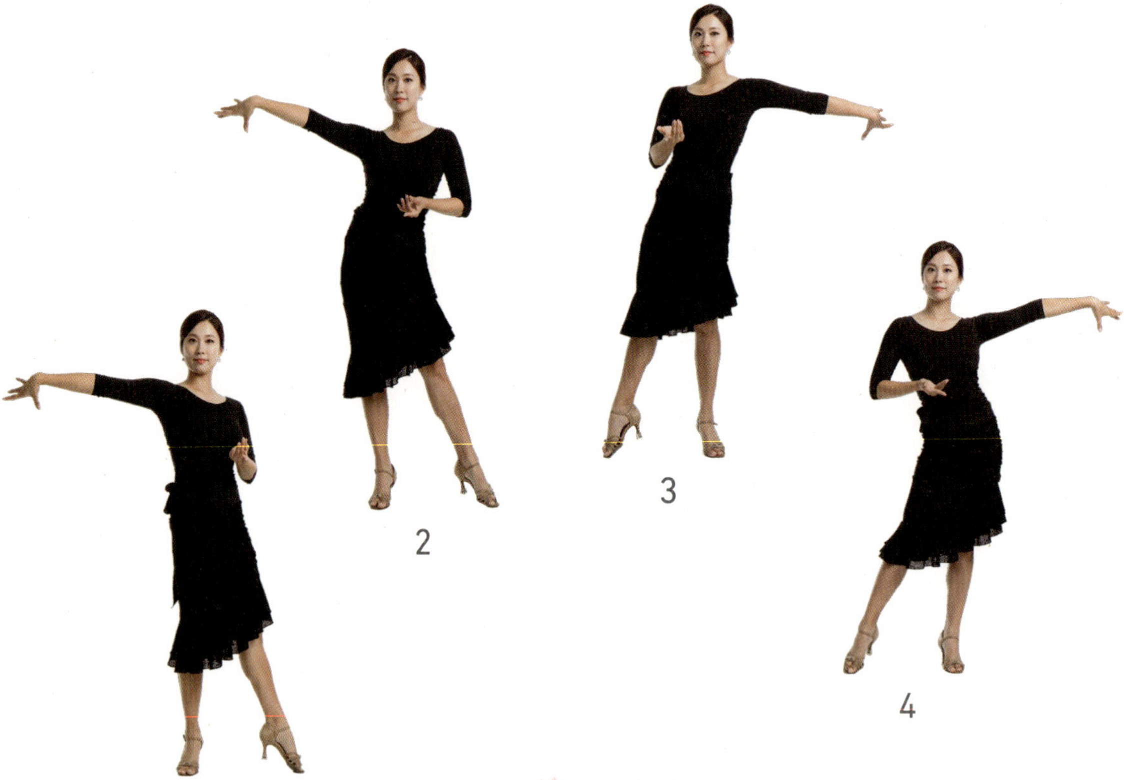

1 2 3 4

정면 모습

기본동작 연습

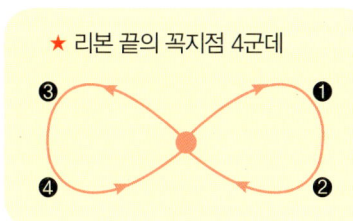

★ 리본 끝의 꼭지점 4군데

룸바 기본 동작 + 1 영상

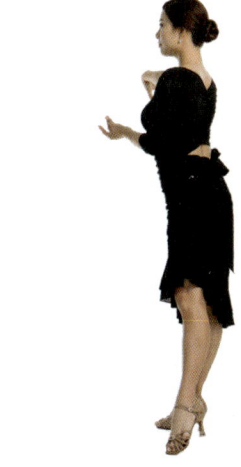

2

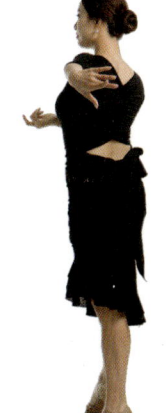

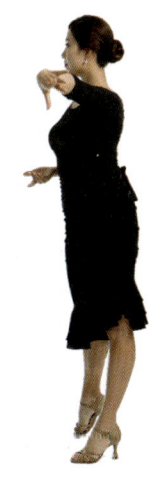

3

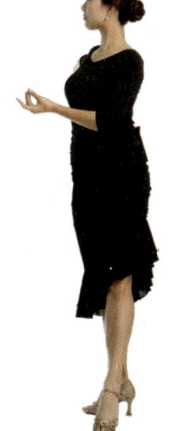

1

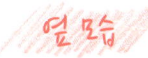

옆 모습

4

Let's dance! 1 베이직 무브먼트 Basic Movement

how to lead

클로즈드 홀드로 시작한다.

← 클로즈드 홀드 Closed Hold

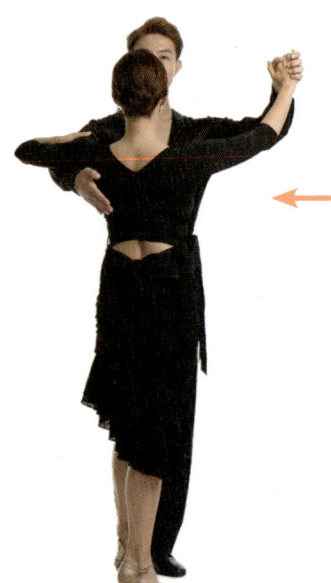

1
- 👨 왼발을 앞으로 딛는다.
- 👩 오른발을 뒤로 딛는다.

2
- 👨 오른발로 체중을 옮긴다.
- 👩 왼발로 체중을 옮긴다.

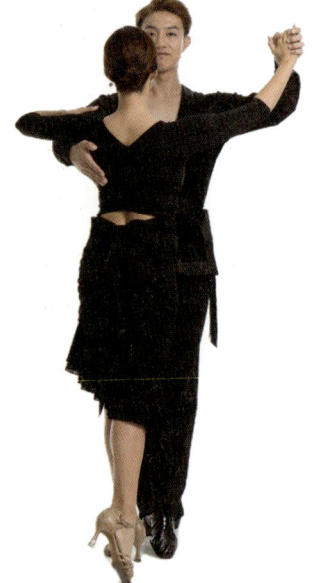

3
- 👨 왼발을 왼쪽 옆으로 딛는다.
- 👩 오른발을 오른쪽 옆으로 딛는다.

박자 : QQS, QQS
카운트 : 2341, 2341

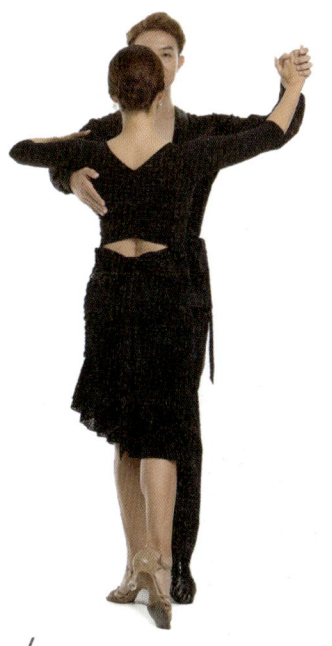

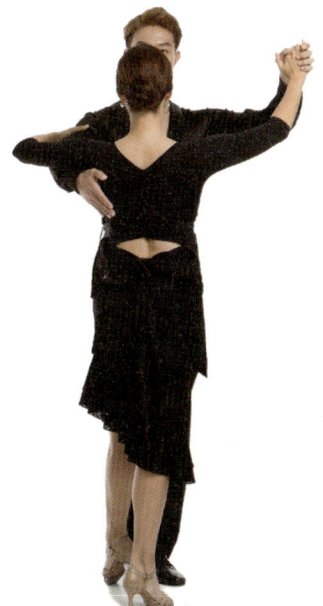

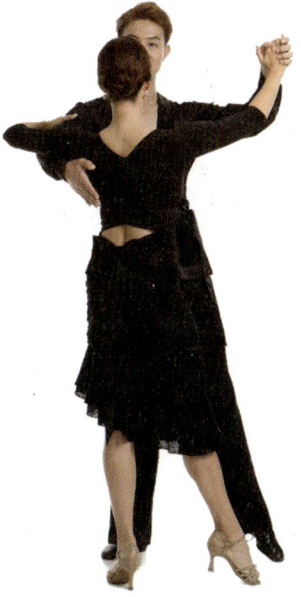

룸바

5
🔵 왼발로 체중을 옮긴다.
🔴 오른발로 체중을 옮긴다.

6
🔵 오른발을 오른쪽 옆으로 딛는다.
🔴 왼발을 왼쪽 옆으로 딛는다.

4
🔵 오른발을 뒤로 딛는다.
🔴 왼발을 앞으로 딛는다.

 Tip 힙 무브먼트가 잘 보이려면 일단 몸을 일자로 똑바로 섰다가 힙을 누르며 움직여야 한다.

Step 2 춤의 세계 _ 라틴 댄스 • 061

Let's dance! 2 뉴욕 New York

how to lead

클로즈드 홀드 자세에서 남자는 왼손을 아래로 내려 여자의 오른손을 잡고 리드한다.

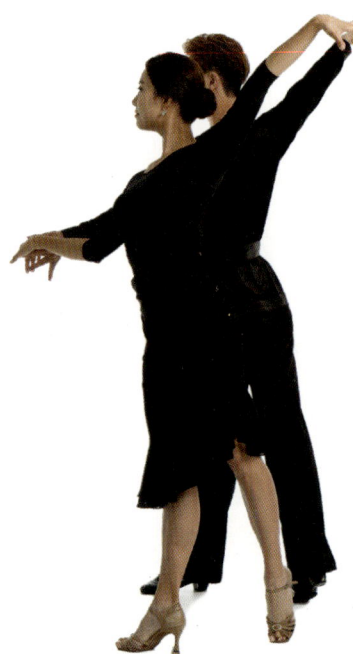

1
- 🧑 오른쪽으로 가슴과 시선을 바라봐 준 후 왼발을 앞으로 딛는다. (오른쪽으로 90도) 이때 팔은 자유의 여신상이 횃불을 든 것처럼 위로 높이 뻗어준다.
- 👩 왼쪽으로 가슴과 시선을 바라봐 준 후 오른발을 앞으로 딛는다. (왼쪽으로 90도) 이때 팔은 자유의 여신상이 횃불을 든 것처럼 위로 높이 뻗어준다.

2
- 🧑 오른발로 체중을 옮긴다.
- 👩 왼발로 체중을 옮긴다.

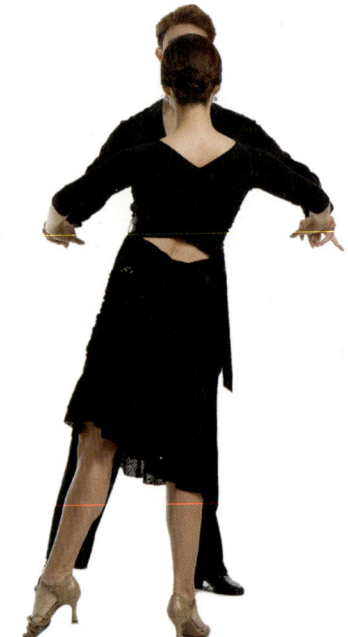

3
- 🧑 다시 마주보며 왼발을 왼쪽 옆으로 딛는다.
- 👩 다시 마주보며 오른발을 오른쪽 옆으로 딛는다.

박자 : QQS, QQS
카운트 : 2341, 2341

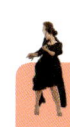

룸바 2 영상

4
- 🧑 왼쪽으로 가슴과 시선을 바라봐 준 후 오른발을 앞으로 딛는다. (왼쪽으로 90도) 이때 팔은 자유의 여신상이 횃불을 든 것처럼 위로 높이 뻗어준다.
- 👩 오른쪽으로 가슴과 시선을 바라봐 준 후 왼발을 앞으로 딛는다. (오른쪽으로 90도) 이때 팔은 자유의 여신상이 횃불을 든 것처럼 위로 높이 뻗어준다.

5
- 🧑 왼발로 체중을 옮긴다.
- 👩 오른발로 체중을 옮긴다.

6
- 🧑 다시 마주보며 오른발을 오른쪽 옆으로 딛는다.
- 👩 다시 마주보며 왼발을 왼쪽 옆으로 딛는다.

> **Tip** 차차차와 같은 쿠바에서 온 룸바는 비슷한 동작이 많다. 느린 음악에 맞추어 팔을 천천히 펴서 우아한 느낌을 내며 차차차와 다른 느낌의 뉴욕을 해보자.

룸바

Let's dance! 3 핸드 투 핸드 Hand to Hand

how to lead

양손을 잡은 상태에서 남자의 왼손과 여자의 오른손을 놓고, 남자의 오른손과 여자의 왼손만 잡은 채 리드한다.

1
- 👨 왼쪽으로 가슴과 시선을 바라봐 준 후 왼발을 뒤로 딛는다. (왼쪽으로 90도) 이때 팔은 어깨높이만큼 들어 옆으로 펴준다.
- 👩 오른쪽으로 가슴과 시선을 바라봐 준 후 오른발을 뒤로 딛는다. (오른쪽으로 90도) 이때 팔은 어깨높이만큼 들어 옆으로 펴준다.

2
- 👨 오른발로 체중을 옮긴다.
- 👩 왼발로 체중을 옮긴다.

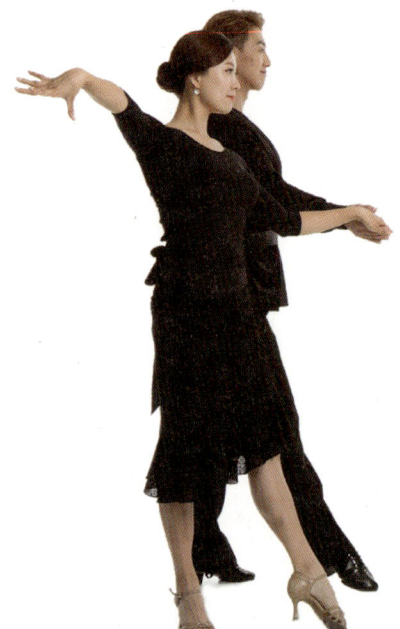

3
- 👨 다시 마주보며 왼발을 왼쪽 옆으로 딛는다.
- 👩 다시 마주보며 오른발을 오른쪽 옆으로 딛는다.

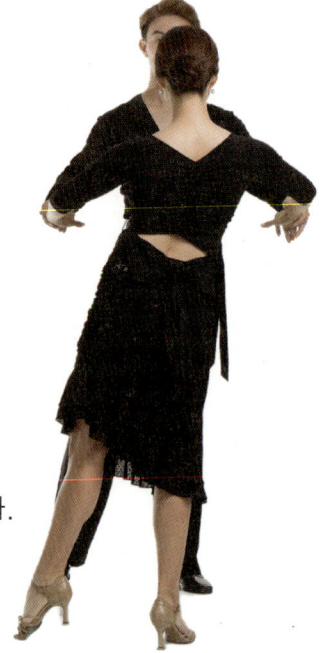

박자 : QQS, QQS
카운트 : 2341, 2341

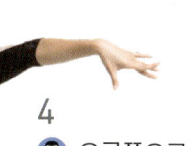
룸바 ❸ 영상

4
🧑 오른쪽으로 가슴과 시선을 바라봐 준 후 오른발을 뒤로 딛는다.
 (오른쪽으로 90도) 이때 팔은 어깨높이만큼 들어 옆으로 펴준다.
👩 왼쪽으로 가슴과 시선을 바라봐 준 후 왼발을 뒤로 딛는다.
 (왼쪽으로 90도) 이때 팔은 어깨높이만큼 들어 옆으로 펴준다.

5
🧑 왼발로 체중을 옮긴다.
👩 오른발로 체중을 옮긴다.

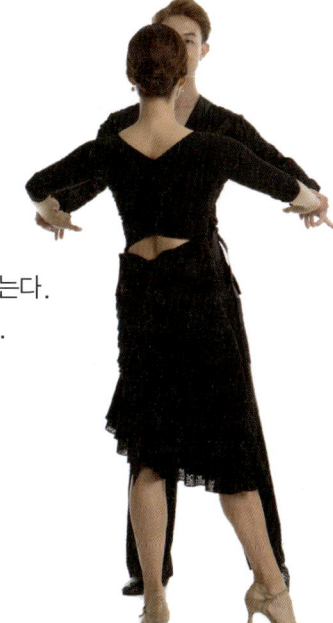

6
🧑 다시 마주보며 오른발을 오른쪽 옆으로 딛는다.
👩 다시 마주보며 왼발을 왼쪽 옆으로 딛는다.

 Tip 뒤로 발을 디딜 때 가슴이 숙여지는 경향이 있다. 가슴이 숙여지지 않게 뒷머리 부분과 힙을 일직선으로 만든다고 생각하며 등을 펴주자.

Step 2 춤의 세계 _ 라틴 댄스 • 065

Let's dance! 4 아이다 Aida

how to lead

3 **핸드 투 핸드** 동작을 세 번만 하고 네번째에 아이다 동작이 들어간다. 남자 왼손으로 여자 오른손을 잡고 뒤로 살짝 당겨 주며 신호를 준다.

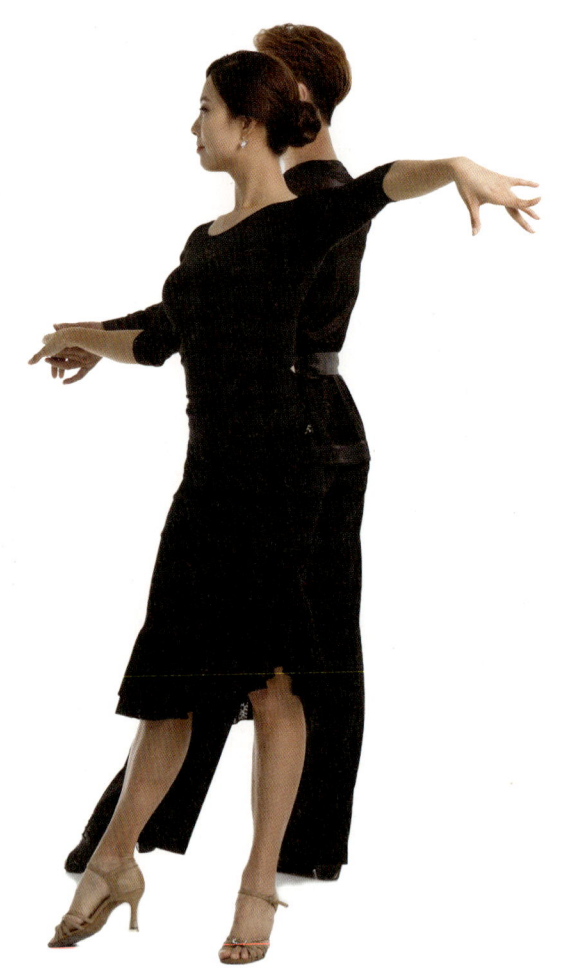

1
- 🧑 오른쪽으로 가슴과 시선을 바라봐 준 후 오른발을 뒤로 딛는다.
- 👩 왼쪽으로 가슴과 시선을 바라봐 준 후 왼발을 뒤로 딛는다.

박자 : QQS
카운트 : 2341

룸바 4+5 영상

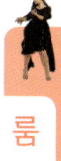
룸바

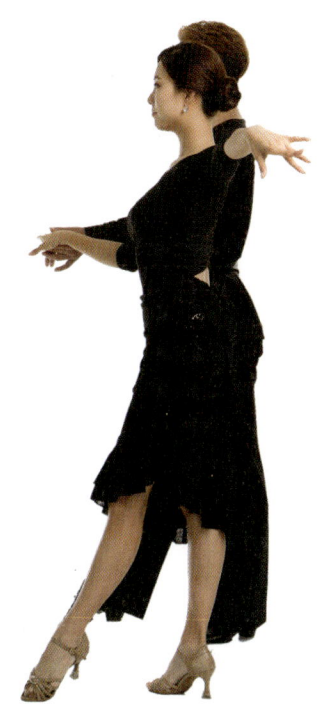

2
👨 왼발을 뒤로 딛는다.
👩 오른발을 뒤로 딛는다.

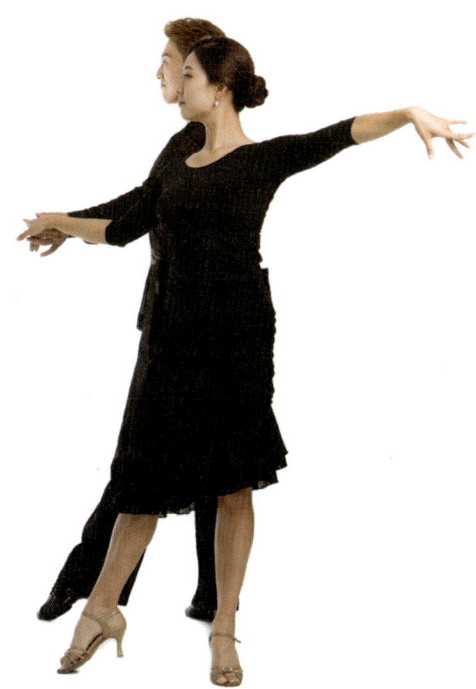

3
👨 오른발을 뒤로 딛는다.
👩 왼발을 뒤로 딛는다.

 Tip 홀드하지 않은 팔은 세 번 뒤로 가는 동안 옆으로 우아하게 펴준다.

Let's dance! | 5 | 큐반 락 Cuban Rocks

how to lead
남자 왼손과 여자 오른손을 잡은 채
남자가 체중을 옮기는 쪽으로 살짝 여자를 리드해준다.

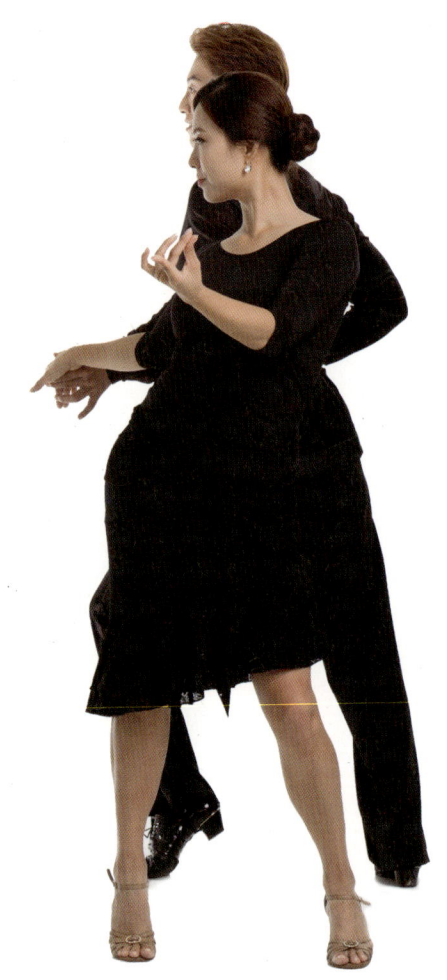

1 　왼발로 체중을 옮기며 왼쪽 *힙 액션
　　오른발로 체중을 옮기며 오른쪽 *힙 액션
　　★기본동작의 힙 액션 참조

박자 : QQS
카운트 : 2341

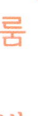

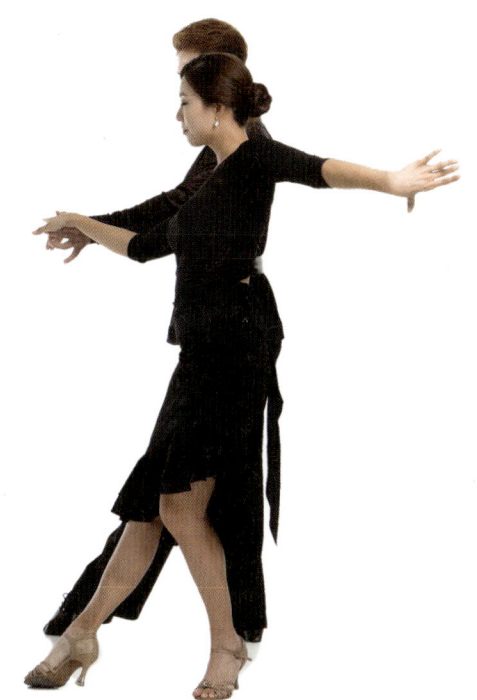

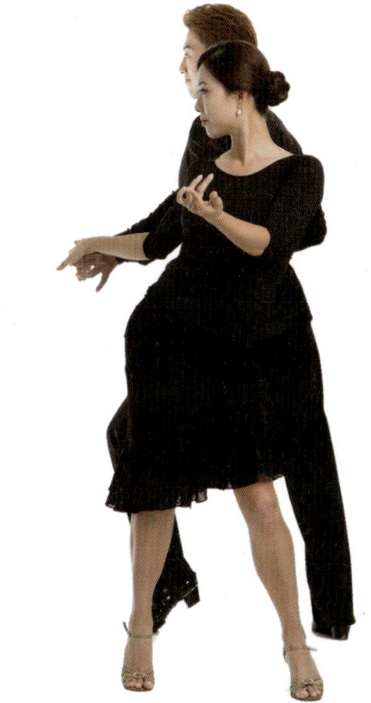

2
- 오른쪽으로 체중을 옮기며 오른쪽 *힙 액션
- 왼쪽으로 체중을 옮기며 왼쪽 *힙 액션

3
- 나시 왼발로 체중을 옮기며 왼쪽 *힙 액션
- 다시 오른발로 체중을 옮기며 오른쪽 *힙 액션

 Tip 이동하지 않고 제자리에서
체중을 옮기며 힙 액션을 해준다.

룸바

Step 2 춤의 세계 _ 라틴 댄스 • 069

Let's dance! | 6 | 사이드 스텝 Side Step

how to lead

양손을 잡고 다시 남녀가 서로 바라보며 남자가 가는 방향으로 리드해준다.

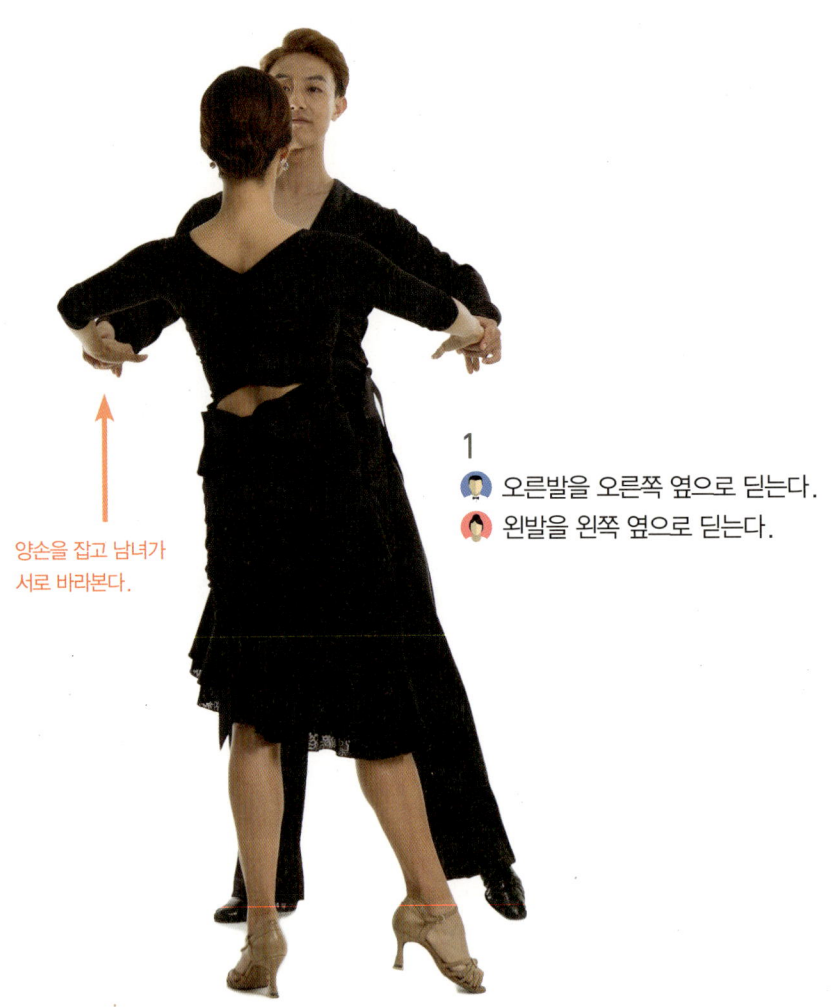

양손을 잡고 남녀가 서로 바라본다.

1
- 오른발을 오른쪽 옆으로 딛는다.
- 왼발을 왼쪽 옆으로 딛는다.

| 박자 : QQS |
| 카운트 : 2341 |

 룸바 6 + 7 영상

룸 바

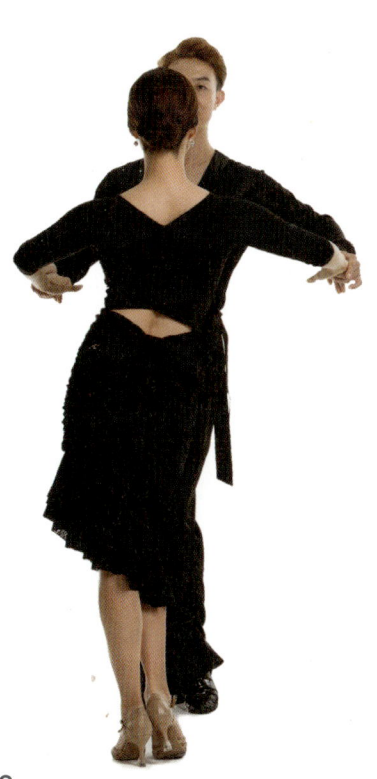

3
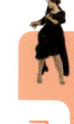 오른발을 오른쪽 옆으로 딛는다.
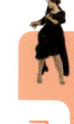 왼발을 왼쪽 옆으로 딛는다.

2
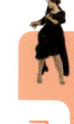 왼발은 오른발 옆에 모아준다.
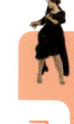 오른발은 왼발 옆에 모아준다.

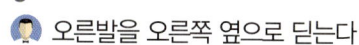 Tip 남자는 오른쪽으로 이동하고, 여자는 왼쪽으로 이동한다.

Let's dance! 7 쿠카라차 Cucarachas

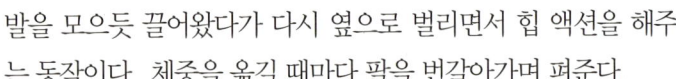

발을 모으듯 끌어왔다가 다시 옆으로 벌리면서 힙 액션을 해주는 동작이다. 체중을 옮길 때마다 팔을 번갈아가며 펴준다.

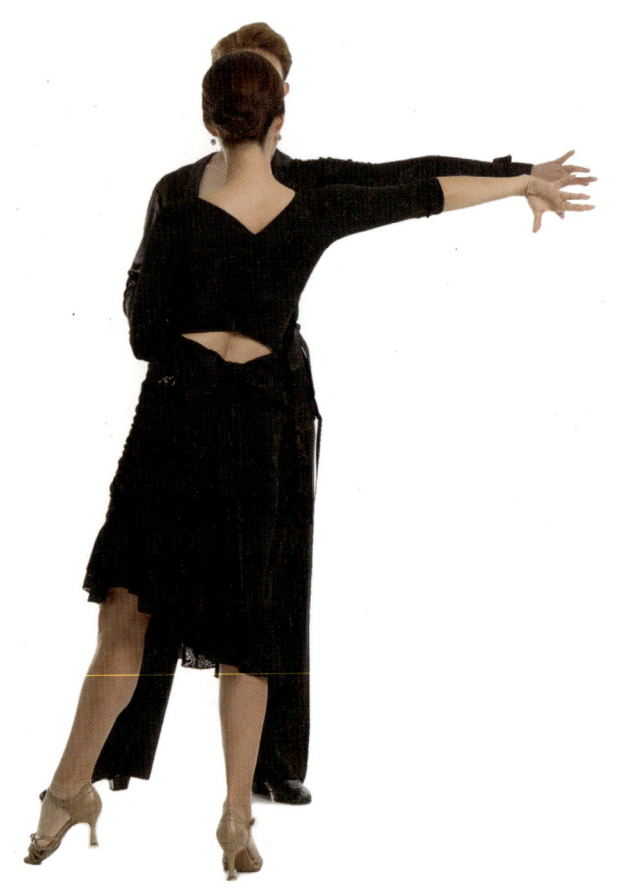

1
- 왼발을 왼쪽 옆으로 디디며 왼쪽 *힙 액션
  이때 왼팔은 옆으로 펴준다.
- 오른발을 오른쪽 옆으로 디디며 오른쪽 *힙 액션
  이때 오른팔은 옆으로 펴준다.

박자 : QQS, QQS
카운트 : 2341, 2341

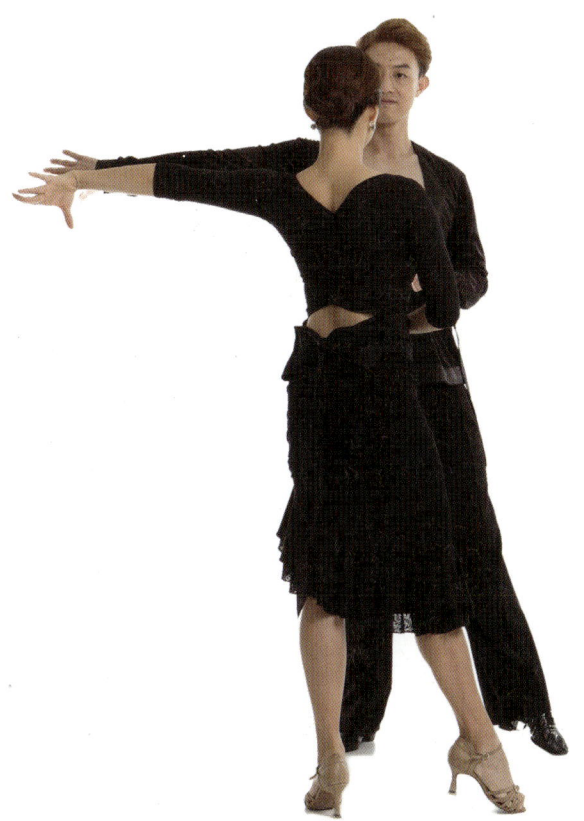

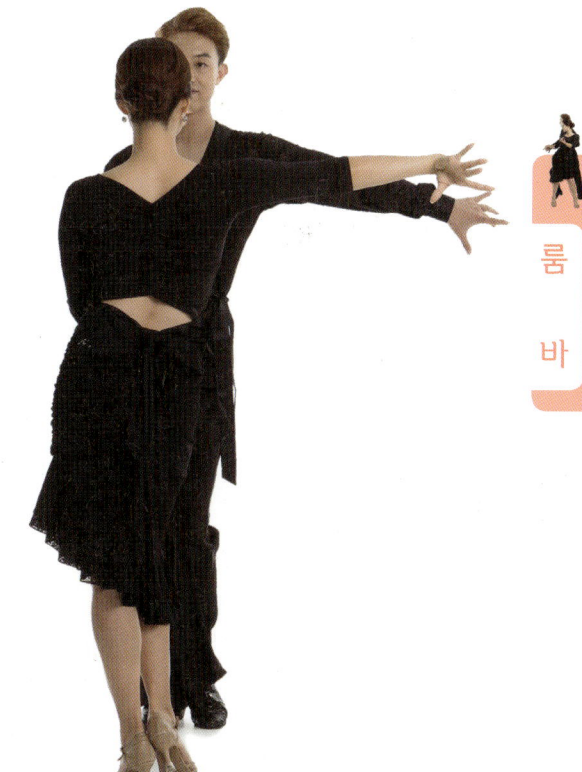

룸바

2
🧑 오른발로 체중을 옮기며
오른쪽 *힙 액션
이때 오른팔은 옆으로 펴준다.
👩 왼발로 체중을 옮기며
왼쪽 *힙 액션
이때 왼팔은 옆으로 펴준다.

3
🧑 왼발을 오른발 옆에 모으며
왼쪽 *힙 액션
이때 왼팔은 옆으로 펴준다.
👩 오른발을 왼발 옆에 모으며
오른쪽 *힙 액션
이때 오른팔은 옆으로 펴준다.

Let's dance! 7 쿠카라차 Cucarachas

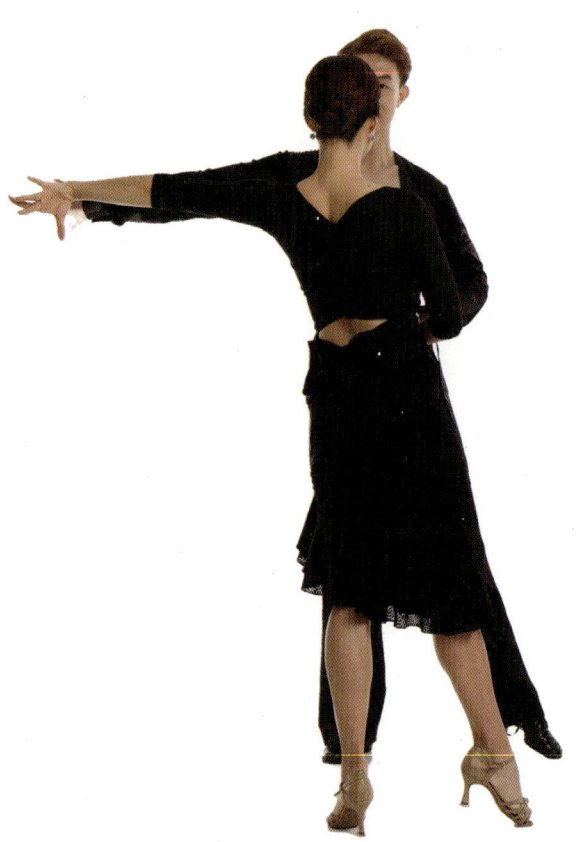
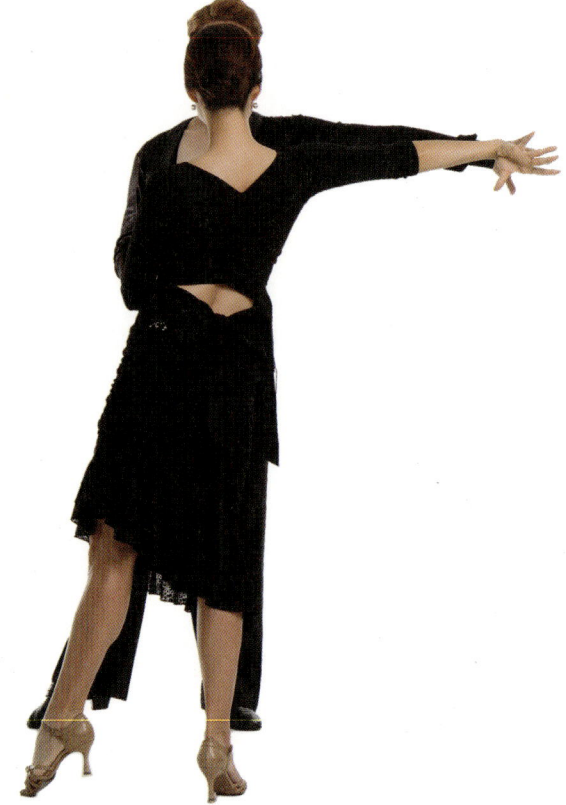

4
- 오른발을 오른쪽 옆으로 디디며
  오른쪽 *힙 액션
  이때 오른팔은 옆으로 펴준다.
- 왼발을 왼쪽 옆으로 디디며
  왼쪽 *힙 액션
  이때 왼팔은 옆으로 펴준다.

5
- 왼발로 체중을 옮기며
  왼쪽 *힙 액션
  이때 왼팔은 옆으로 펴준다.
- 오른발로 체중을 옮기며
  오른쪽 *힙 액션
  이때 오른팔은 옆으로 펴준다.

박자 : QQS, QQS
카운트 : 2341, 2341

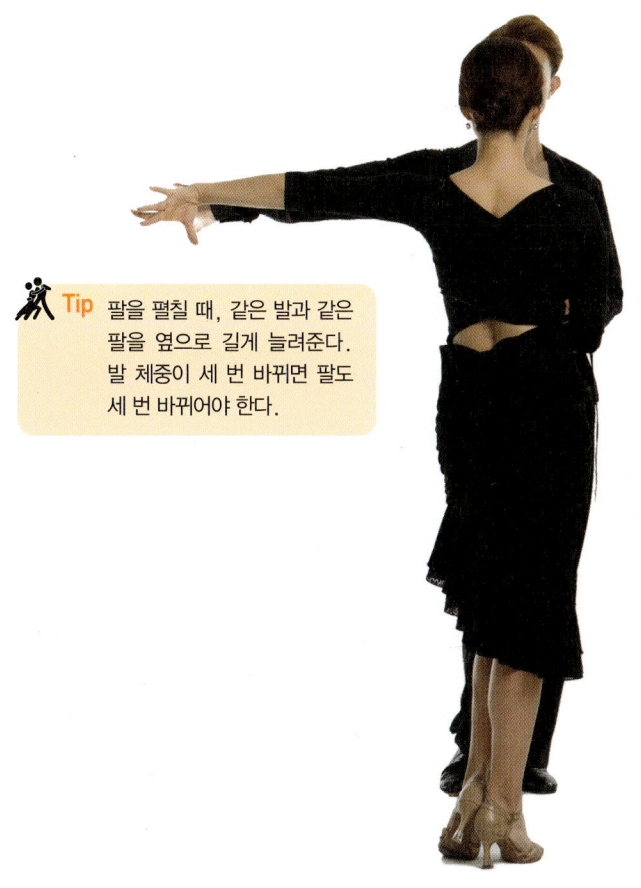

Tip 팔을 펼칠 때, 같은 발과 같은 팔을 옆으로 길게 늘려준다. 발 체중이 세 번 바뀌면 팔도 세 번 바뀌어야 한다.

6
- 오른발을 왼발 옆에 모으며 오른쪽 *힙 액션 이때 오른팔은 옆으로 펴준다.
- 왼발을 오른발 옆에 모으며 왼쪽 *힙 액션 이때 왼팔은 옆으로 펴준다.

룸바 전체 순서 연결

1 베이직 무브먼트 Basic Movement

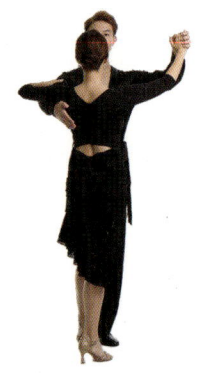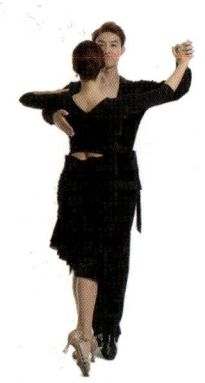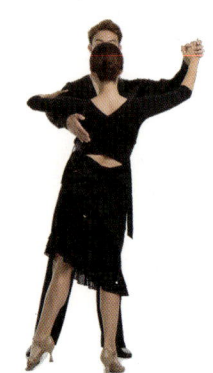

앞서 차차차에서 강조했듯, 룸바 1번 동작(베이직 무브먼트)을 몸에 익힌다면 음악 한 곡을 완성할 수 있다.

룸바는 느리고 스텝이 적기 때문에 춤추는 모습이 적나라하게 보인다. 춤이 심심하지 않게 보이려면 힙을 쓰거나 감정 표현에 신경을 써보자.
음악에 심취한 표정도 좋고, 몸을 더 스트레칭하려는 자세도 좋다.

2 뉴욕 New York

룸바 전체 영상

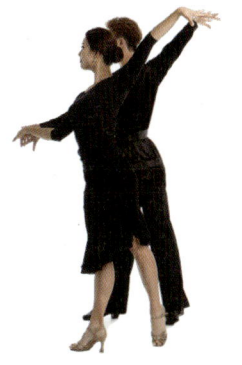 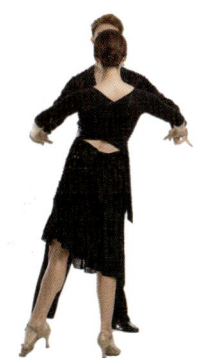 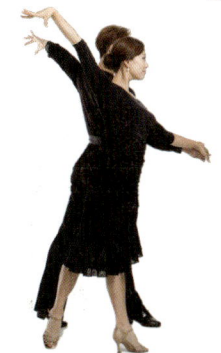

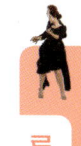

3 핸드 투 핸드 Hand to Hand

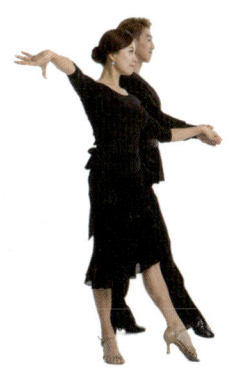 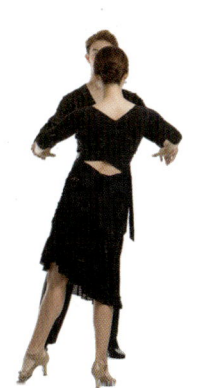 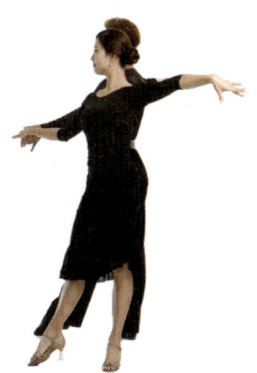

룸바 전체 순서 연결

4 아이다 Aida

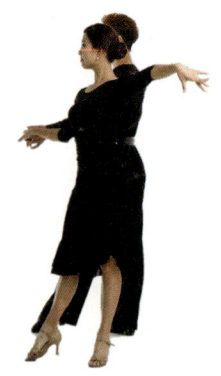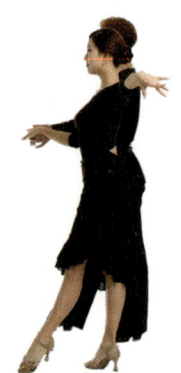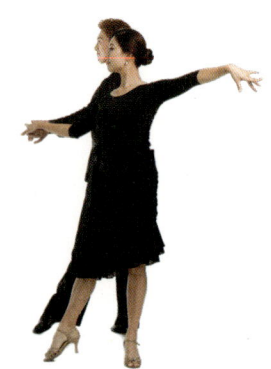

5 큐반 락 Cuban Rocks

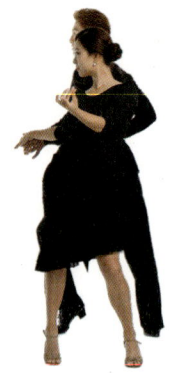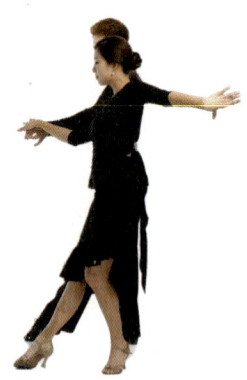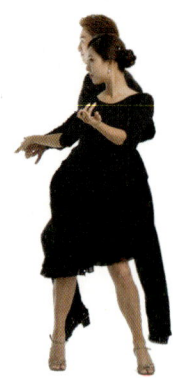

6 사이드 스텝 Side Step

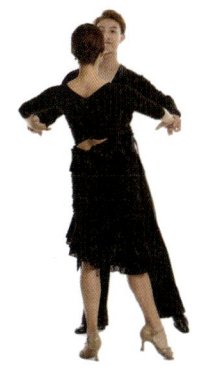 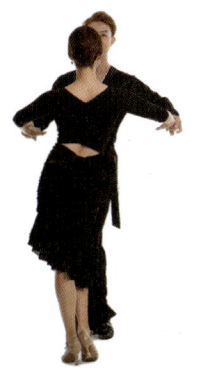 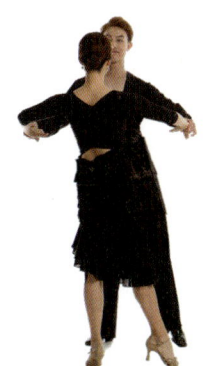

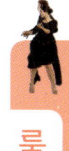

룸바

7 쿠카라차 Cucarachas

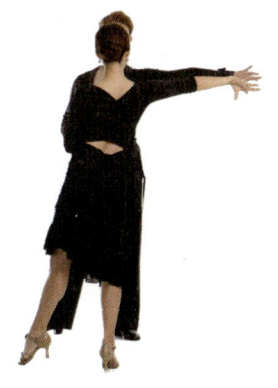 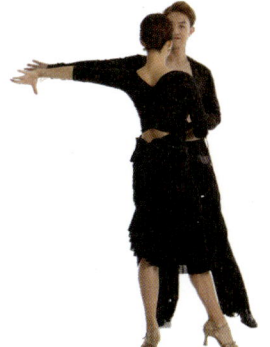 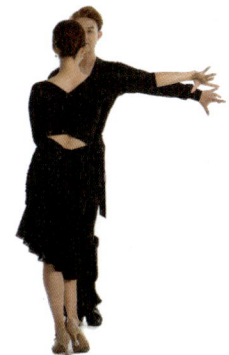

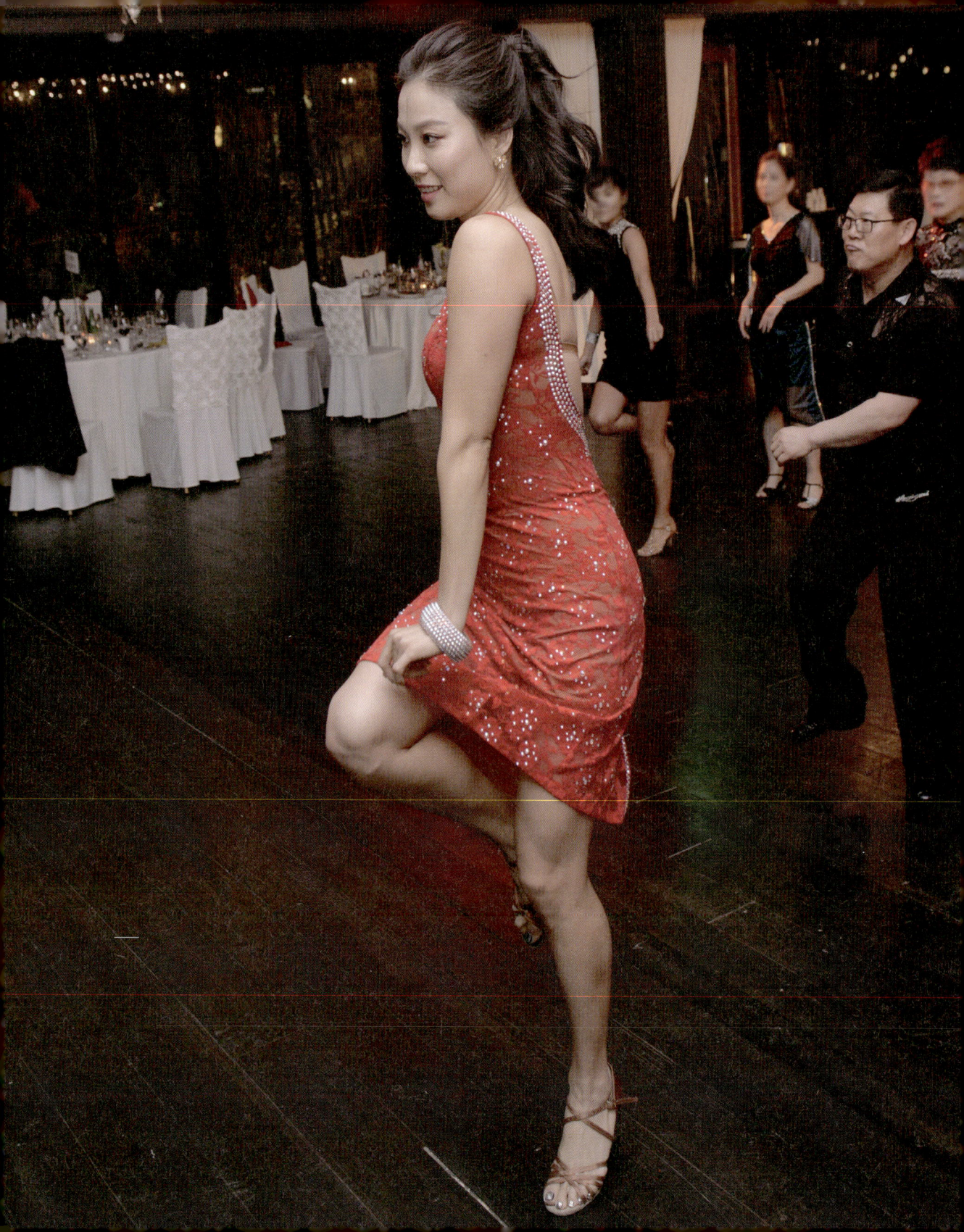

자! 다음 동작은 신나는 자이브이다.

차차차, 룸바는 미러(Mirror)동작이라 해서
상대방과 내가 거울을 보는 듯 같은 동작으로 발만 반대로 추었다.
그렇기 때문에 내가 조금 틀려도 상대방을 보면서 할 수 있었는데,
자이브는 남녀가 서로 다른 동작을 하게 되어
난이도가 높게 느껴질 수 있다.

하지만 겁낼 필요는 없다.
자이브는 기본 동작에 회전과 방향전환이 이루어지는 것이라
베이직 스텝만 잘 익힌다면 다음 스텝을 하는 데 어렵지 않을 것이다.

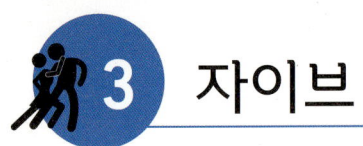

3 자이브

추천곡 ♪ **Honey, Honey** by ABBA

1 자이브 샤세 Jive Chasse

차차차와 마찬가지로 발이 옆으로 세 번 가는 동작이다. 다른 점은 박자와 다리 움직임인데, 자이브는 '바운스 Bounce'라는 무릎을 구부렸다 펴는 동작이 있다. 줄넘기를 하듯이 약간의 점프를 해주며 자이브의 통통 튀는 특징을 잘 살려주는 중요한 동작이다.

무릎과 발을 탄력있게 들어주는 바운스 동작을 하며 양옆으로 샤세를 연습해 보자.

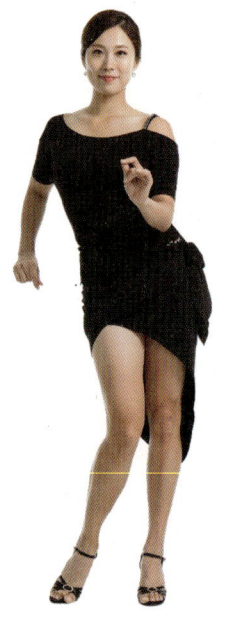
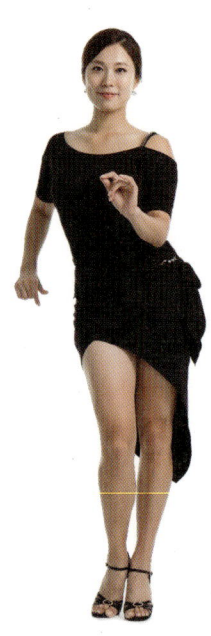
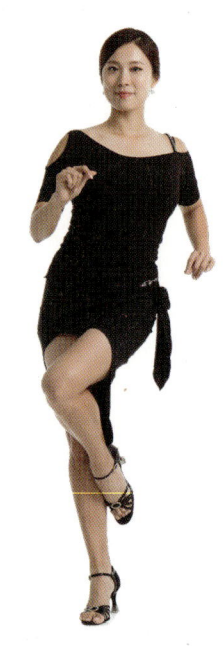

1 오른발을 오른쪽 옆으로 딛는다.

2 왼발을 오른발 옆에 모아준다.

3 오른발을 다시 오른쪽 옆으로 딛는다.

오른발 자이브 샤세

기본동작 연습

박자 : QaQ, QaQ
카운트 : QaQ, QaQ / 3a4, 3a4 / 3a4, 5a6

자이브
기본동작 영상

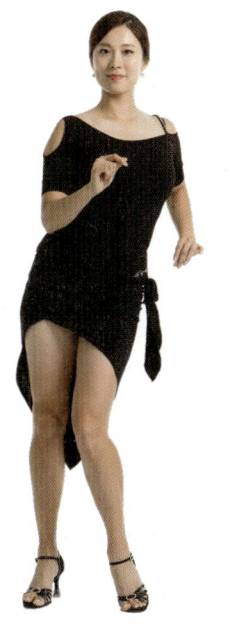

1 왼발을 왼쪽 옆으로 딛는다.

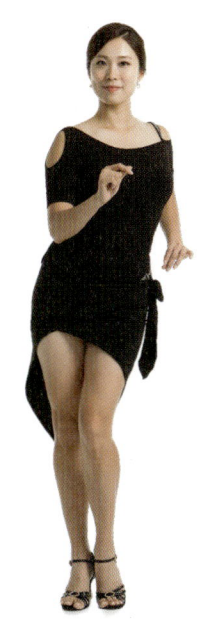

2 오른발을 왼발 옆에 모아준다.

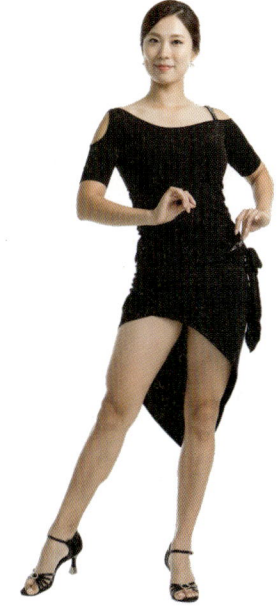

3 왼발을 다시 왼쪽 옆으로 딛는다.

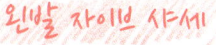

 자이브

2 자이브 락 Jive Rock

★ 자이브 샤세를 익힌 후에 자이브 락을 연습하자.

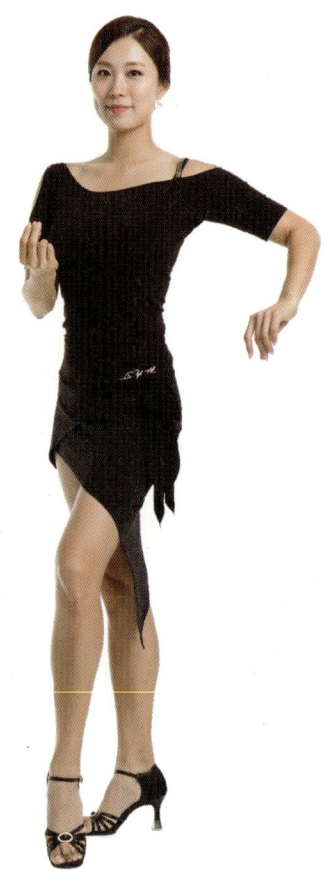

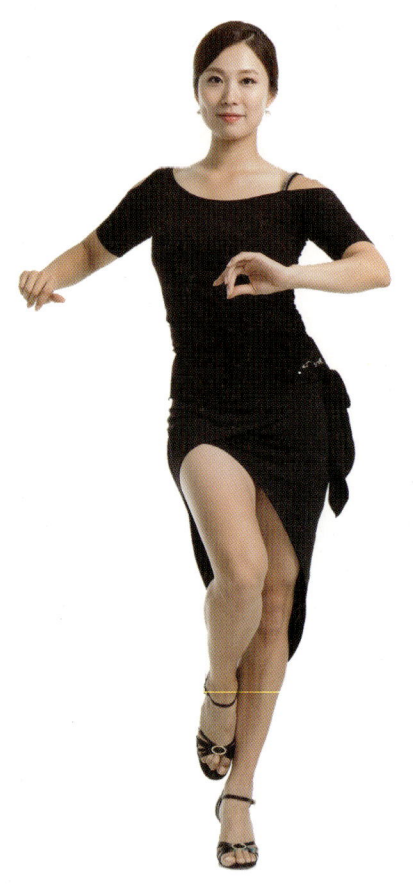

1 오른발을 왼발 뒤로 디디며
   오른쪽으로 골반을 돌려준다. (락)

2 왼발로 체중을 옮긴다.
   골반을 제자리로 돌려준다. (앤)

오른발 자이브 락

기본동작 연습

> 박자 : QQ
> 카운트 : 1, 2 / 락앤 rock and

자이브

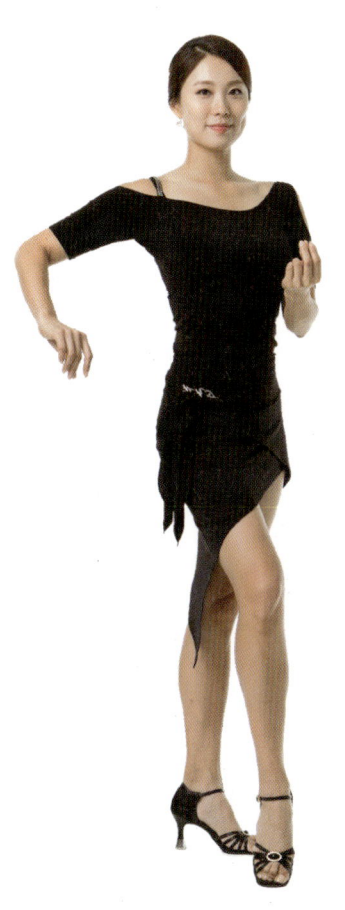

1 왼발을 오른발 뒤로 디디며
   왼쪽으로 골반을 돌려준다. (락)

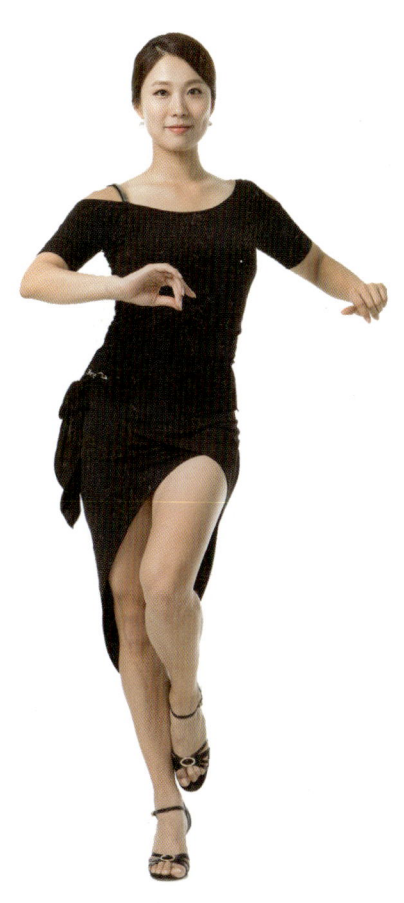

2 오른발로 체중을 옮긴다.
   골반을 제자리로 돌려준다. (앤)

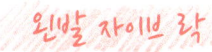

왼발 자이브 락

Let's dance! 1 펄어웨이 락 Fallaway Rock (=자이브 락+자이브 샤세)

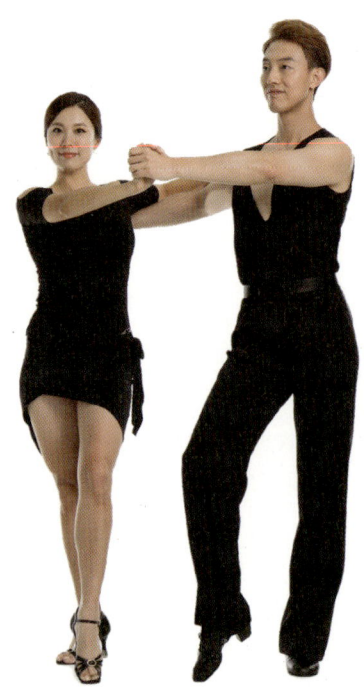

1
- 🧑 왼발을 오른발 뒤로 디디며 왼쪽으로 골반을 돌려준다.
- 👩 오른발을 왼발 뒤로 디디며 오른쪽으로 골반을 돌려준다.

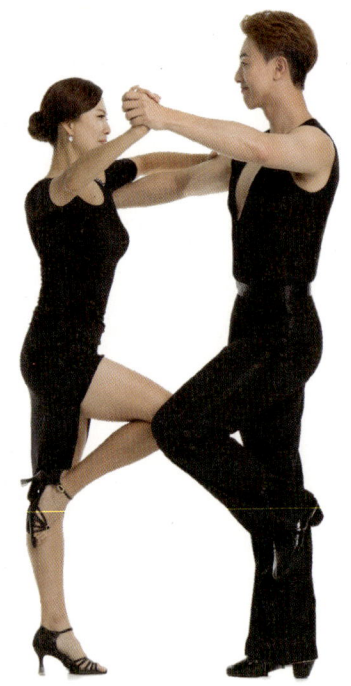

2
- 🧑 오른발로 체중을 옮긴다. 골반을 다시 제자리로 돌려준다.
- 👩 왼발로 체중을 옮긴다. 골반을 다시 제자리로 돌려준다.

박자 : QQ QaQ, QaQ
카운트 : Rock&, QaQ, QaQ

자이브 1 영상

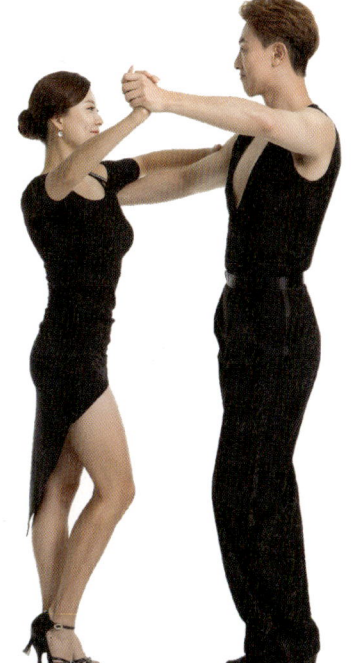

4
🧑 오른발을 왼발 옆에 모아준다.
👩 왼발을 오른발 옆에 모아준다.

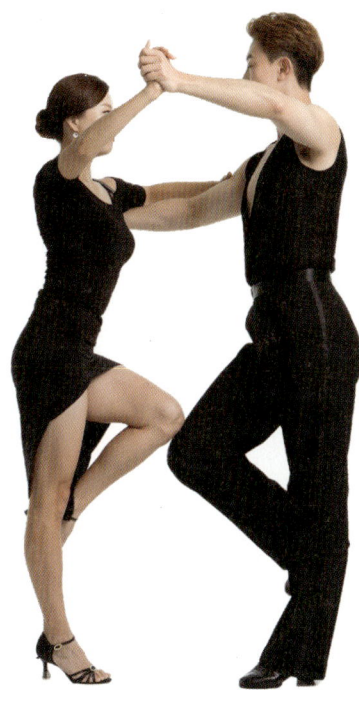

5
🧑 왼발을 왼쪽 옆으로 딛는다.
👩 오른발을 오른쪽 옆으로 딛는다.

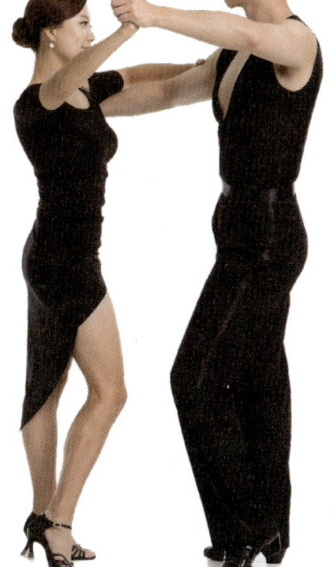

3
🧑 왼발을 왼쪽 옆으로 딛는다.
👩 오른발을 오른쪽 옆으로 딛는다.

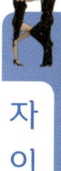
자이브

Let's dance! 1 펄어웨이 락 Fallaway Rock(=자이브 락+자이브 샤세)

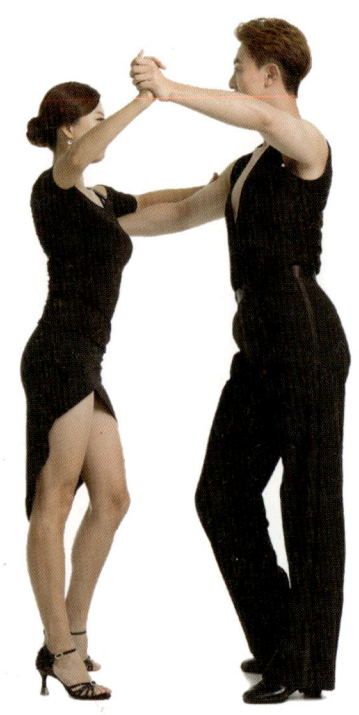

6
- 오른발을 오른쪽 옆으로 딛는다.
- 왼발을 왼쪽 옆으로 딛는다.

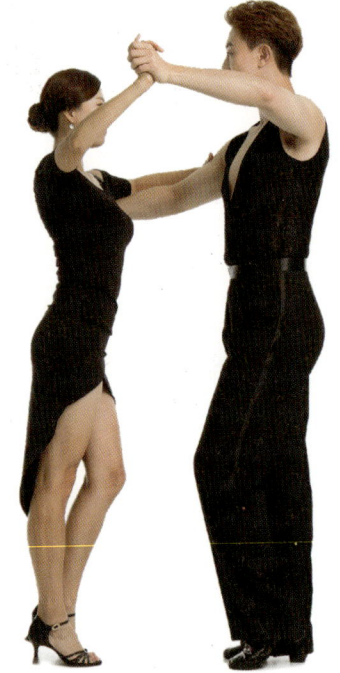

7
- 왼발을 오른발 옆에 모아준다.
- 오른발을 왼발 옆에 모아준다.

박자 : QQ QaQ, QaQ
카운트 : Rock&, QaQ, QaQ

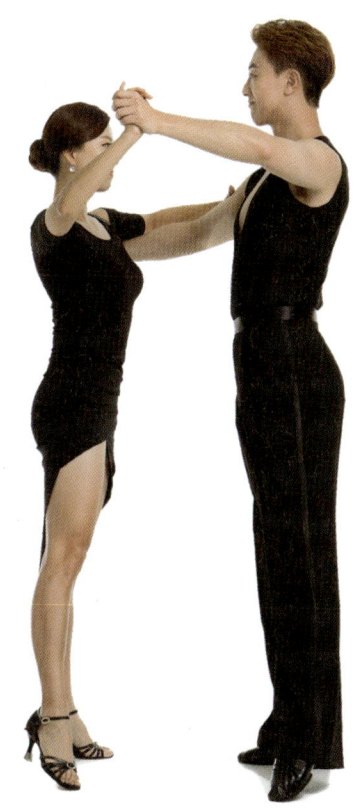

8
- 🧑 오른발을 오른쪽 옆으로 딛는다.
- 👩 왼발을 왼쪽 옆으로 딛는다.

 Tip 자이브 샤세는 무릎과 발을 탄력있게 들어주면서 가볍게 점프를 하며 이동한다.

Let's dance! 2 체인지 오브 플레이스(라이트 투 레프트)

★ '여자 우회전' 동작

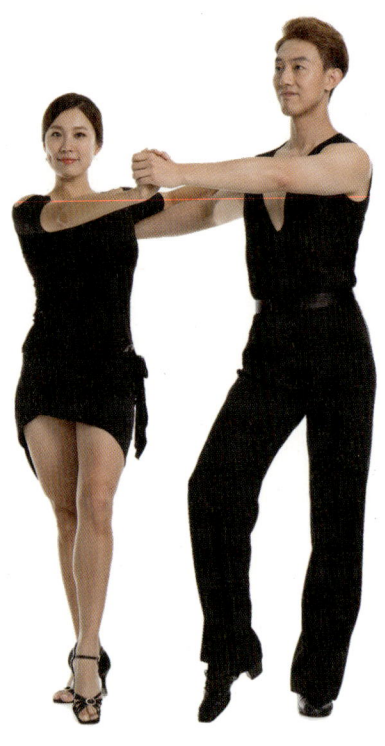

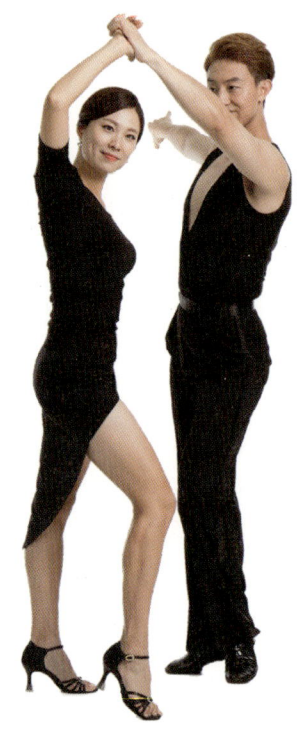

1
- 👨 왼발을 오른발 뒤로 디디며 왼쪽으로 골반을 돌려준다.
- 👩 오른발을 왼발 뒤로 디디며 오른쪽으로 골반을 돌려준다.

2
- 👨 오른발로 체중을 옮긴다. 골반을 다시 제자리로 돌려준다.
- 👩 왼발로 체중을 옮긴다. 골반을 다시 제자리로 돌려준다.

3
- 👨 왼발을 왼쪽 옆으로 딛는다. 이때 왼손을 들어주며 우회전 신호를 준다.
- 👩 오른발을 오른쪽 옆으로 딛는다. 이때 남자의 팔 아래로 들어가며 오른쪽으로 회전하기 시작한다.

4
- 👨 오른발을 왼발 옆에 모아준다.
- 👩 왼발을 오른발 옆에 모아준다.

Change of Place(Right to Left)

박자 : QQ QaQ, QaQ
카운트 : Rock&, QaQ, QaQ

자이브 2+3
영상

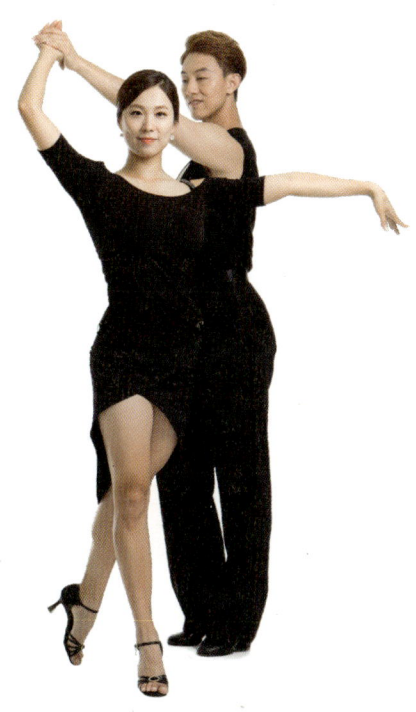

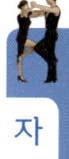

5
- 왼발을 왼쪽 옆으로 딛는다.
- 오른발을 오른쪽 옆으로 디디며 우회전을 강하게 해준다.

6
- 오른발을 오른쪽 옆으로 딛는다.
- 왼발을 왼쪽 옆으로 딛는다.

7
- 왼발을 오른발 옆에 모아준다.
- 오른발을 왼발 옆에 모아준다.

8
- 오른발을 오른쪽 옆으로 딛는다.
  * 남자 총 90도(1/4) 좌회전
- 왼발을 왼쪽 옆으로 딛는다.
  * 여자 총 270도(3/4) 우회전

 Tip
- 여자가 회전하는 순간 오른손으로 여자 등을 살짝 밀어주면 회전하는 데 도움이 된다.
- 6~8스텝에서 왼쪽 어깨를 뒤로 뺀다는 느낌으로 나머지 왼발 샤세를 하며 다시 마주본다.

Let's dance! 3 체인지 오브 플레이스(레프트 투 라이트)

★ '여자 좌회전' 동작

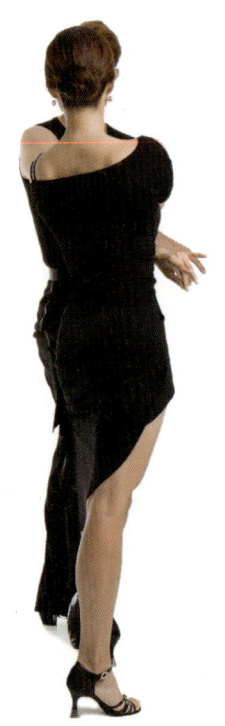

1
- 🧑 왼발을 오른발 뒤로 디디며 왼쪽으로 골반을 돌려준다.
- 👩 오른발을 왼발 뒤로 디디며 오른쪽으로 골반을 돌려준다.

2
- 🧑 오른발로 체중을 옮긴다. 골반을 다시 제자리로 돌려준다.
- 👩 왼발로 체중을 옮긴다. 골반을 다시 제자리로 돌려준다.

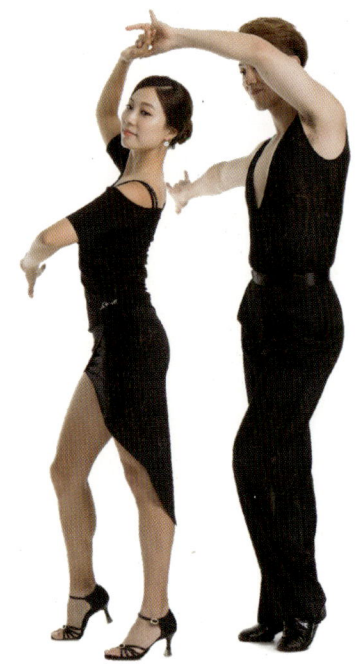

3
- 🧑 왼발을 왼쪽 옆으로 딛는다. 이때 왼손을 들어주며 좌회전 신호를 준다.
- 👩 오른발을 오른쪽 옆으로 딛는다. 이때 왼쪽으로 회전을 하며 남자를 등진다.

> **Tip** 남자의 왼쪽 손등을 자신의 이마쪽으로 가져온다고 생각하면 여자 좌회전 리드가 수월하다.

Change of Place(Left to Right)

박자 : QQ QaQ, QaQ
카운트 : Rock&, QaQ, QaQ

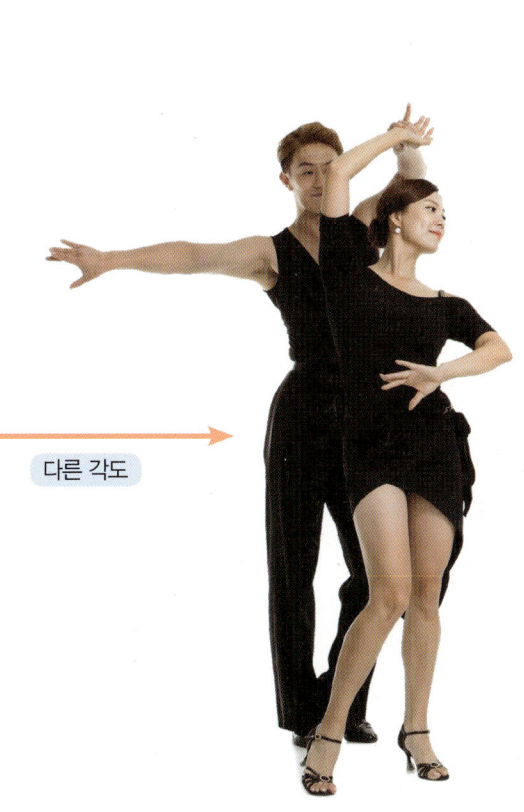

다른 각도

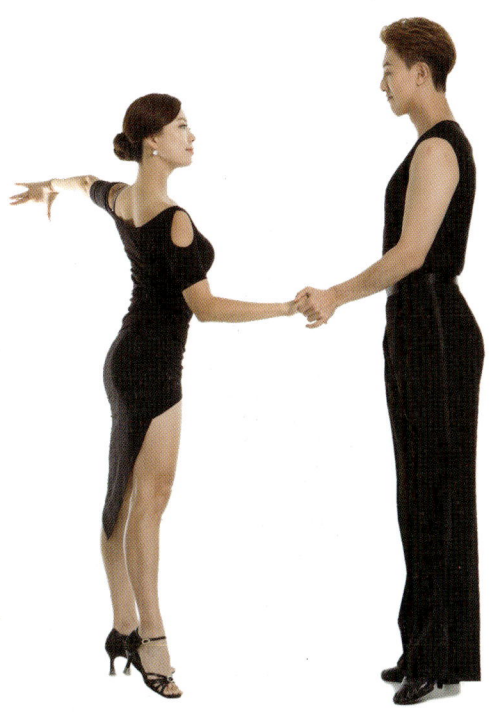

6
- 🧑 오른발을 오른쪽 옆으로 딛는다.
- 👩 왼발을 왼쪽 옆으로 딛는다.

4
- 🧑 오른발을 왼발 옆에 모아준다.
- 👩 왼발을 오른발 옆에 모아준다.

7
- 🧑 왼발을 오른발 옆에 모아준다.
- 👩 오른발을 왼발 옆에 모아준다.

5
- 🧑 왼발을 왼쪽 옆으로 딛는다.
- 👩 오른발을 오른쪽 옆으로 디디며 좌회전을 강하게 해준다.

8
- 🧑 오른발을 오른쪽 옆으로 딛는다.
  * 남자 총 90도(1/4) 우회전
- 👩 왼발을 왼쪽 옆으로 딛는다.
  * 여자 총 270도(3/4) 좌회전

자이브

Let's dance! 4 아메리칸 스핀 American Spin

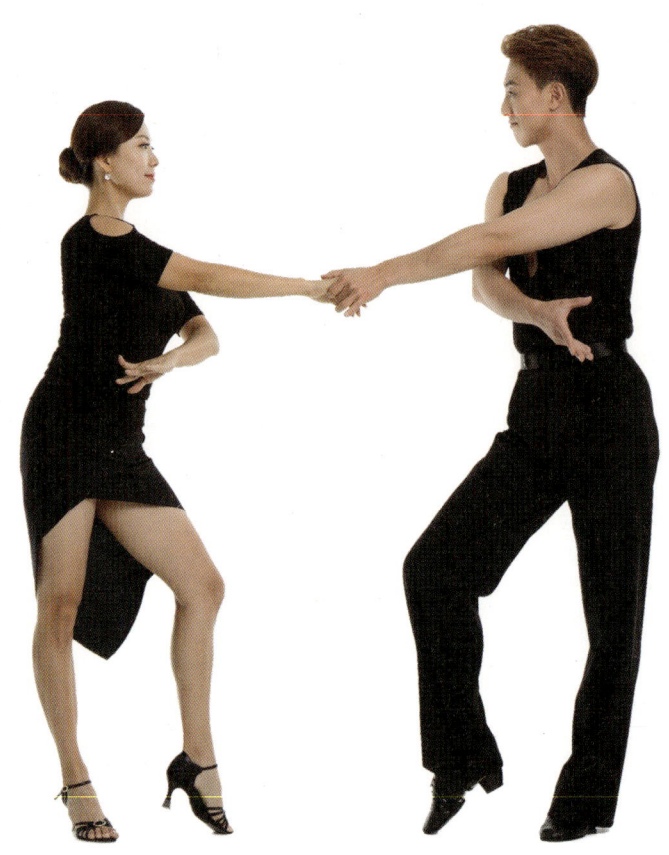

1
🧑 왼발을 오른발 뒤로 디디며 왼쪽으로 골반을 돌려준다.
👩 오른발을 왼발 뒤로 디디며 오른쪽으로 골반을 돌려준다.

2
🧑 오른발로 체중을 옮긴다. 골반을 다시 제자리로 돌려준다.
👩 왼발로 체중을 옮긴다. 골반을 다시 제자리로 돌려준다.

박자 : QQ QaQ, QaQ
카운트 : Rock&, QaQ, QaQ

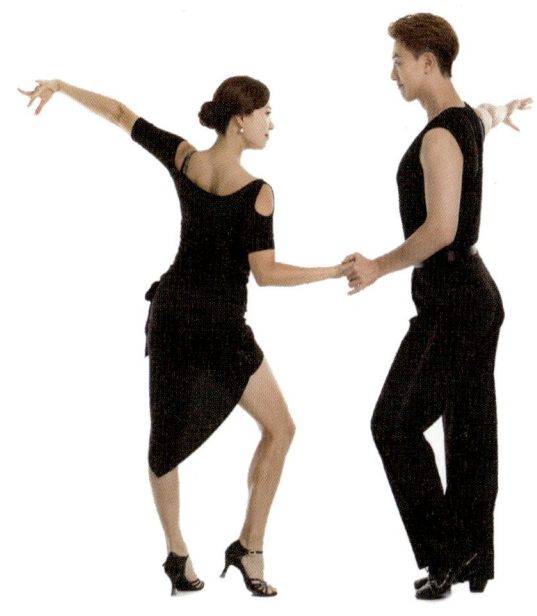

자이브 4 영상

3
- 🧑 왼발을 왼쪽 옆으로 딛는다.
- 👩 오른발을 앞으로 딛는다.

4
- 🧑 오른발을 왼발 옆에 모아준다.
- 👩 왼발을 오른발 뒤에 딛는다.

5
- 🧑 왼발을 왼쪽 옆으로 딛는다. 이때 여자를 왼손으로 막아주며 회전을 도와준다.
- 👩 오른발을 앞으로 딛는다. 이때 남자의 손을 벽이라 생각하고 오른손으로 살짝 밀며 우회전을 강하게 해준다.

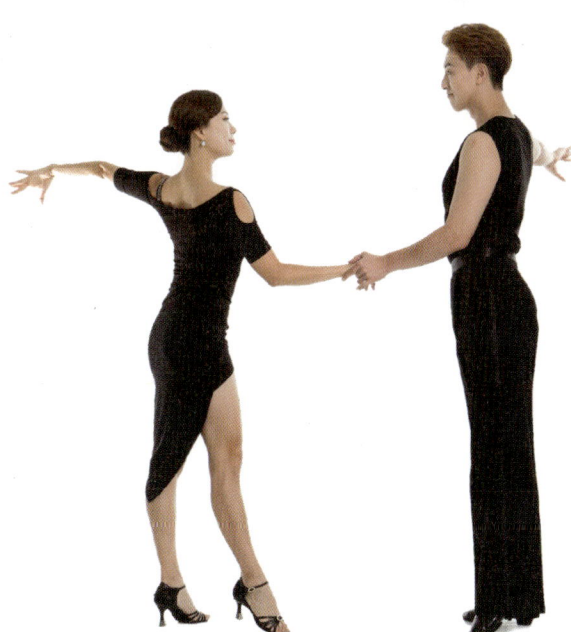

6
- 🧑 오른발을 오른쪽 옆으로 딛는다.
- 👩 왼발을 왼쪽 사선 뒤로 딛는다.

7
- 🧑 왼발을 오른발 옆에 모아준다.
- 👩 오른발을 왼발 앞으로 딛는다.

8
- 🧑 오른발을 오른쪽 옆으로 딛는다.
- 👩 왼발을 왼쪽 사선 뒤로 딛는다.

* 여자 총 한 바퀴 우회전

자이브

 Tip 앞뒤로 가는 샤세는 남자와의 거리를 생각해 아주 조금씩 이동해준다.

Let's dance! 5   체인지 오브 핸즈 비하인드 백

how to lead

남자가 등 뒤로 여자를 당겨 서로의 자리를 바꾸는 동작이다.
5 체인지 오브 핸즈 비하인드 백 동작은 2번 반복한다.

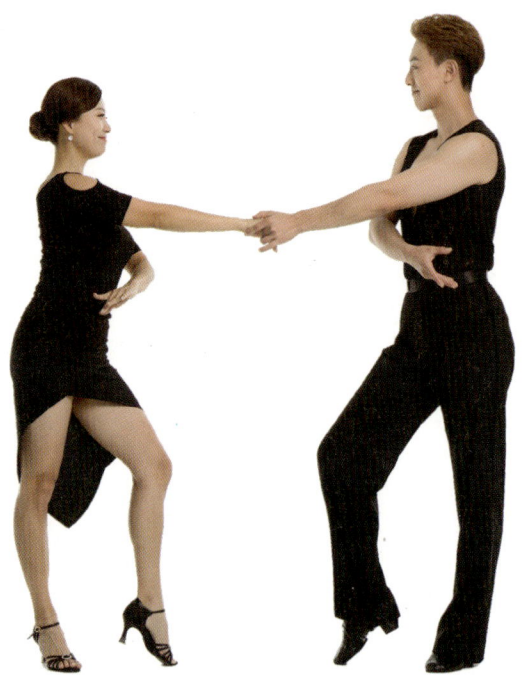
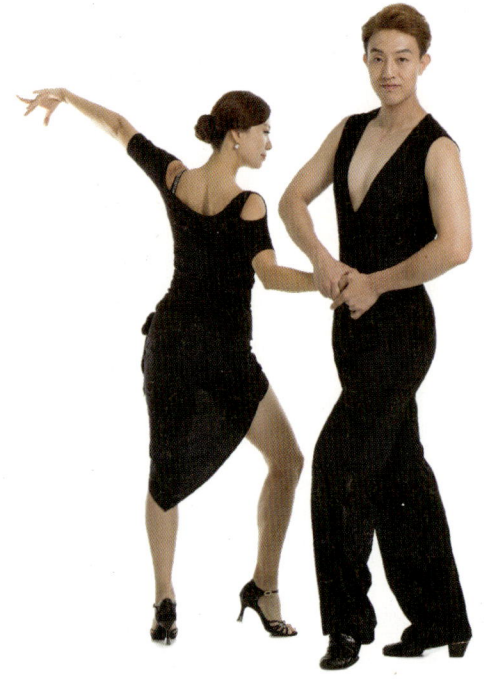

1
- 왼발을 오른발 뒤로 디디며 왼쪽으로 골반을 돌려준다.
- 오른발을 왼발 뒤로 디디며 오른쪽으로 골반을 돌려준다.

2
- 오른발로 체중을 옮긴다.
  골반을 다시 제자리로 돌려준다.
- 왼발로 체중을 옮긴다.
  골반을 다시 제자리로 돌려준다.

3
- 왼발을 앞으로 딛는다. 이때 오른손으로 여자의 오른손을 바꿔 잡아 등 뒤로 리드하기 시작한다.
- 오른발을 앞으로 딛는다. 이때 남자의 등 뒤로 가며 자리를 바꾸기 시작한다.

4
- 오른발을 왼발 뒤로 모아준다.
- 왼발을 오른발 뒤로 모아준다.

Change of Hands Behind Back

박자 : QQ QaQ, QaQ
카운트 : Rock&, QaQ, QaQ

자이브 5 + 6
영상

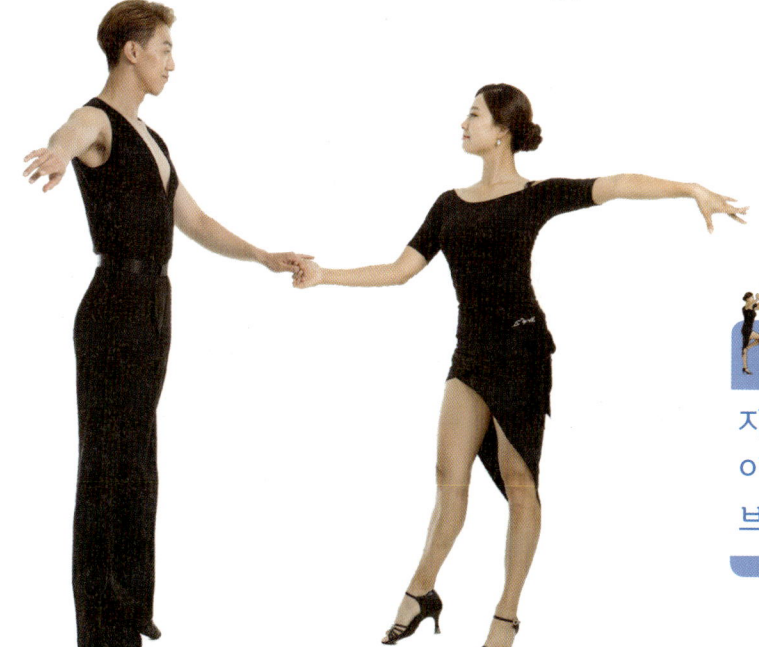

5
- 🧑 왼발을 앞으로 딛는다. 이때 왼손으로 여자의 오른손을 다시 바꿔잡는다.
- 👩 오른발을 앞으로 딛는다.

6
- 🧑 오른발을 오른쪽 사선 뒤로 딛는다.
- 👩 왼발을 왼쪽 사선 뒤로 딛는다.

7
- 🧑 왼발을 오른발 앞에 딛는다.
- 👩 오른발을 왼발 앞에 딛는다.

8
- 🧑 오른발을 오른쪽 시선 뒤로 딛는다.
  *남자 총 180도(1/2) 좌회전
- 👩 왼발을 왼쪽 사선 뒤로 딛는다.
  *여자 총 180도(1/2) 우회전

Let's dance! 5 체인지 오브 핸즈 비하인드 백

반대쪽 방향에서 돌아오는 반복 동작

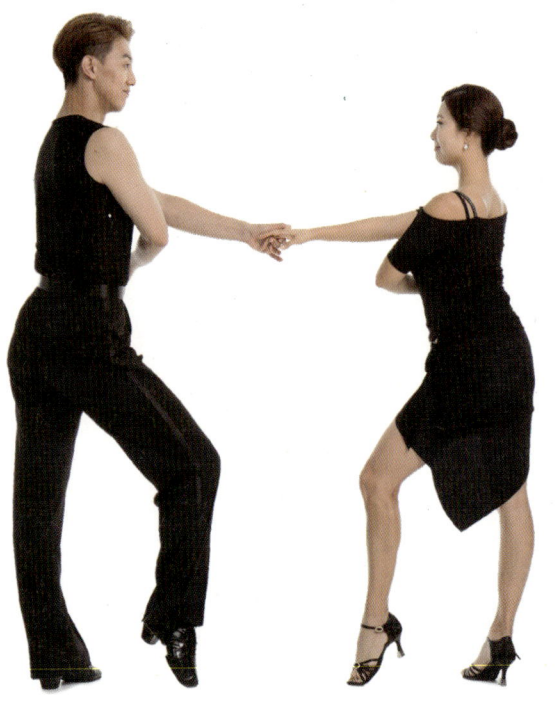 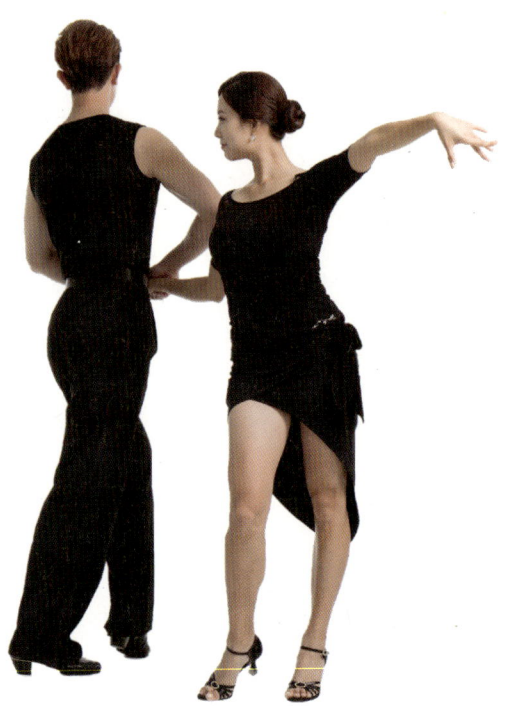

1
- 👨 왼발을 오른발 뒤로 디디며 왼쪽으로 골반을 돌려준다.
- 👩 오른발을 왼발 뒤로 디디며 오른쪽으로 골반을 돌려준다.

2
- 👨 오른발로 체중을 옮긴다.
  골반을 다시 제자리로 돌려준다.
- 👩 왼발로 체중을 옮긴다.
  골반을 다시 제자리로 돌려준다.

3
- 👨 왼발을 앞으로 딛는다. 이때 오른손으로 여자의 오른손을 바꿔 잡아 등 뒤로 리드하기 시작한다.
- 👩 오른발을 앞으로 딛는다. 이때 남자의 등 뒤로 가며 자리를 바꾸기 시작한다.

4
- 👨 오른발을 왼발 뒤로 모아준다.
- 👩 왼발을 오른발 뒤로 모아준다.

Change of Hands Behind Back

박자 : QQ QaQ, QaQ
카운트 : Rock&, QaQ, QaQ

 Tip 　🙍 열중쉬어 자세를 한다고 생각하면 리드가 쉬워진다.
　🙎 왼손은 옆이나 위로 깔끔하게 펴거나, 개성있는 모양을 만들어 준다.

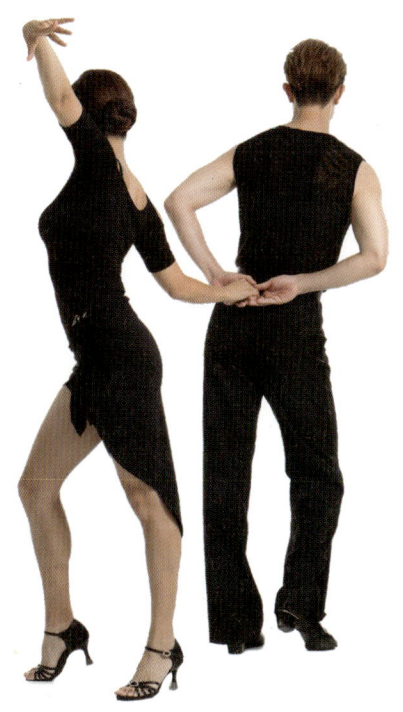

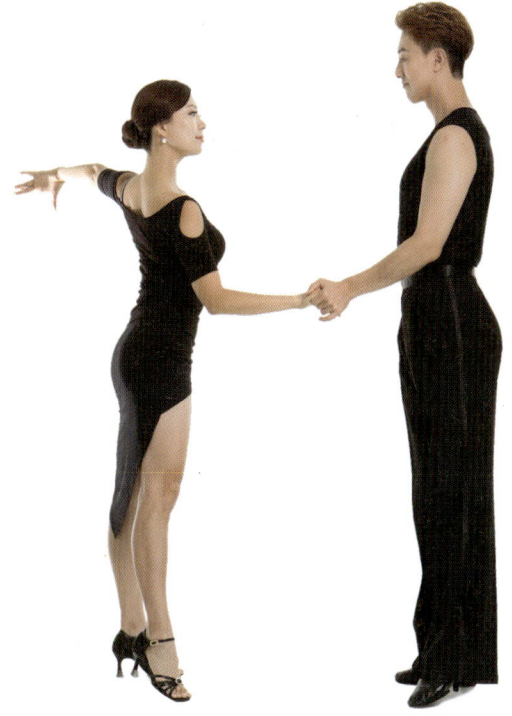

5
🙍 왼발을 앞으로 딛는다. 이때 왼손으로 여자의 오른손을 다시 바꿔잡는다.
🙎 오른발을 앞으로 딛는다.

6
🙍 오른발을 오른쪽 사선 뒤로 딛는다.
🙎 왼발을 왼쪽 사선 뒤로 딛는다.

7
🙍 왼발을 오른발 앞에 딛는다.
🙎 오른발을 왼발 앞에 딛는다.

8
🙍 오른발을 오른쪽 사선 뒤로 딛는다.
　*남자 총 180도(1/2) 좌회전
🙎 왼발을 왼쪽 사선 뒤로 딛는다.
　*여자 총 180도(1/2) 우회전

Let's dance! 6 링크 Link

how to lead
남자가 오른팔을 들어 안아주는 모양을 만들어 클로즈드 홀드 신호를 준다.

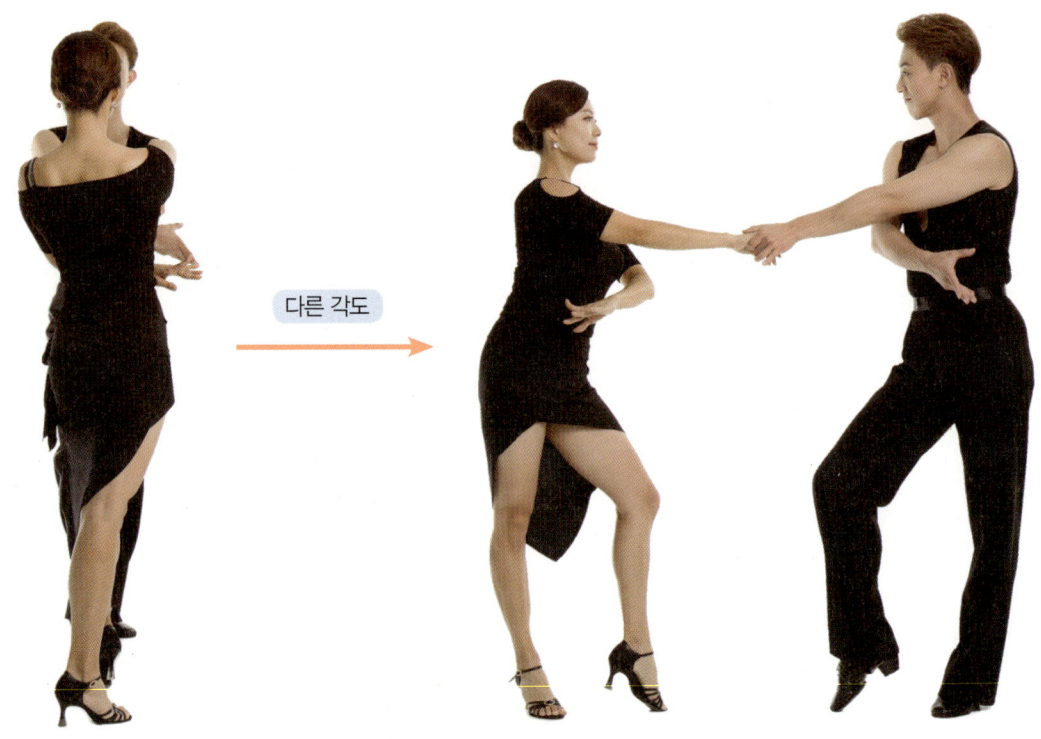

다른 각도

1
- 👨 왼발을 오른발 뒤로 디디며 왼쪽으로 골반을 돌려준다.
- 👩 오른발을 왼발 뒤로 디디며 오른쪽으로 골반을 돌려준다.

2
- 👨 오른발로 체중을 옮긴다. 골반을 다시 제자리로 돌려준다.
- 👩 왼발로 체중을 옮긴다. 골반을 다시 제자리로 돌려준다.

박자 : QQ QaQ, QaQ
카운트 : Rock&, QaQ, QaQ

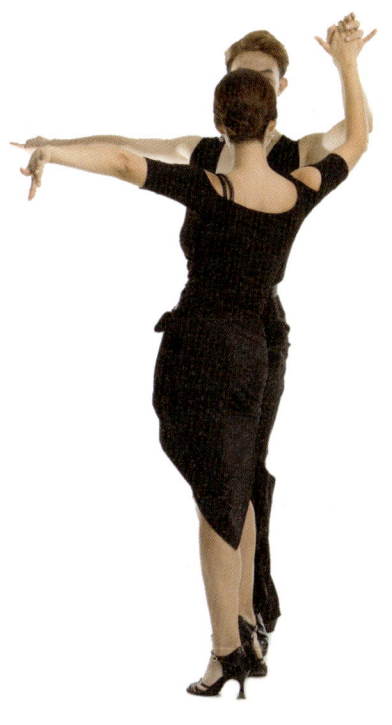

3
- 🧑 왼발을 앞으로 딛는다. 이때 오른팔을 들어 안아주는 모양을 만들어 클로즈드 홀드 신호를 준다.
- 👩 오른발을 앞으로 딛는다. 이때 왼손을 남자 어깨에 올리며 자연스럽게 클로즈드 홀드를 만들기 시작한다.

4
- 🧑 오른발을 왼발 뒤로 딛는다.
- 👩 왼발을 오른발 뒤로 딛는다.

5
- 🧑 왼발을 앞으로 딛는다. 클로즈드 홀드를 한다.
- 👩 오른발을 앞으로 딛는다. 클로즈드 홀드를 한다.

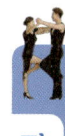

자 이 브

6
- 🧑 오른발을 오른쪽 옆으로 딛는다.
- 👩 왼발을 왼쪽 옆으로 딛는다.

7
- 🧑 왼발을 오른발 옆에 모아준다.
- 👩 오른발을 왼발 옆에 모아준다.

8
- 🧑 오른발을 다시 오른쪽 옆으로 딛는다.
- 👩 왼발을 다시 왼쪽 옆으로 딛는다.

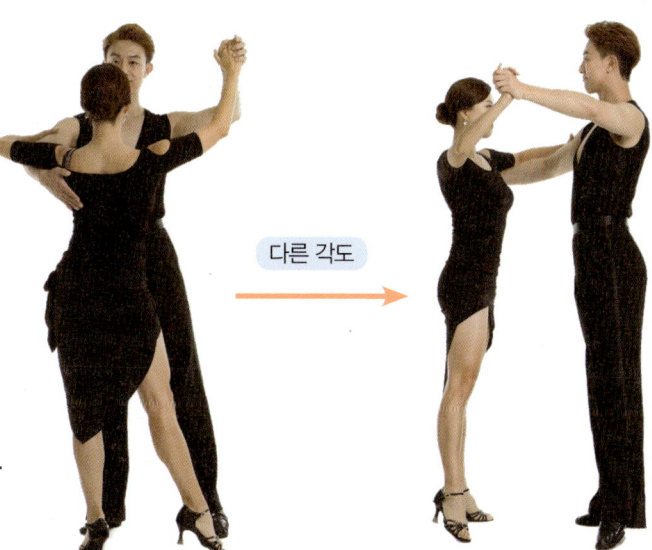

다른 각도 →

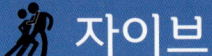 ## 자이브 전체 순서 연결

1 펄어웨이 락 Fallaway Rock

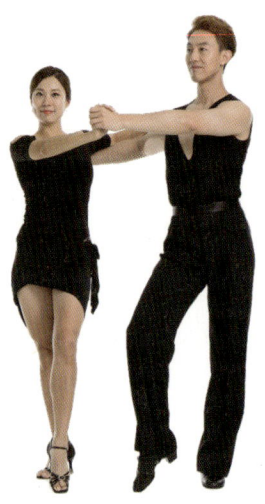
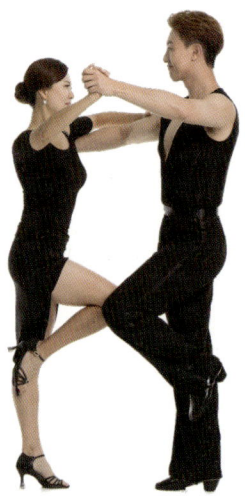
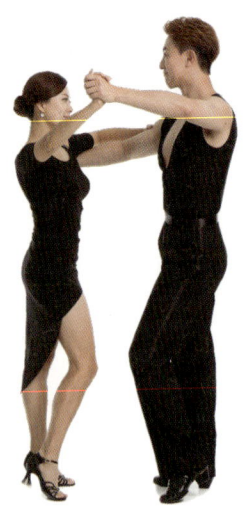

2 체인지 오브 플레이스(라이트 투 레프트)
Change of Place(Right to Left)

자이브 전체 영상

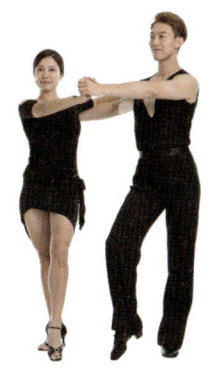 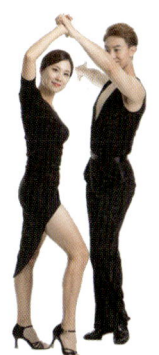 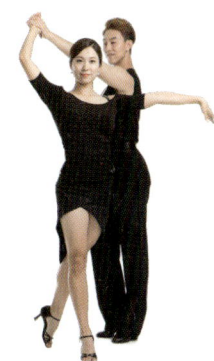

3 체인지 오브 플레이스(레프트 투 라이트)
Change of Place(Left to Right)

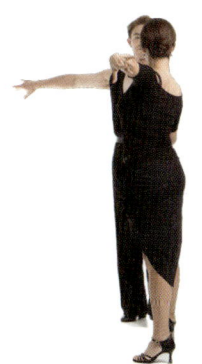 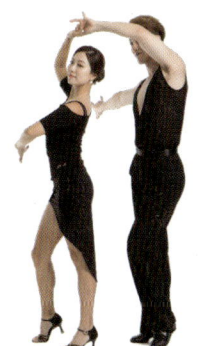 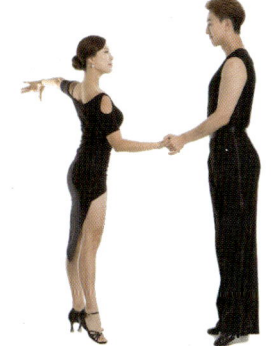

자이브 전체 순서 연결

4 아메리칸 스핀 American Spin

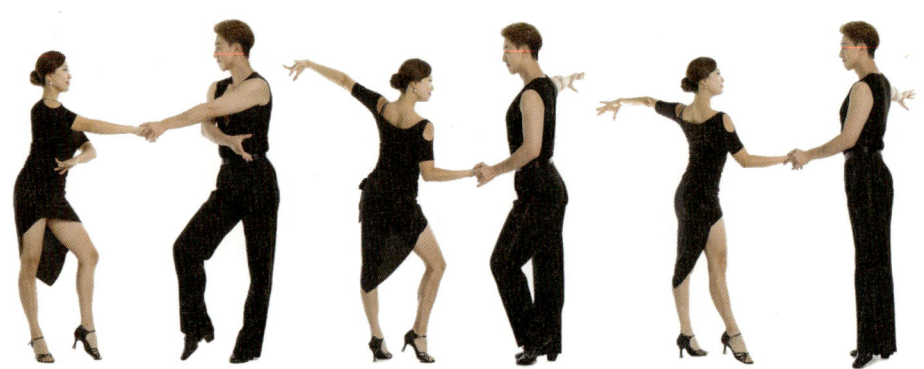

5 체인지 오브 핸즈 비하인드 백 Change of Hands Behind Back

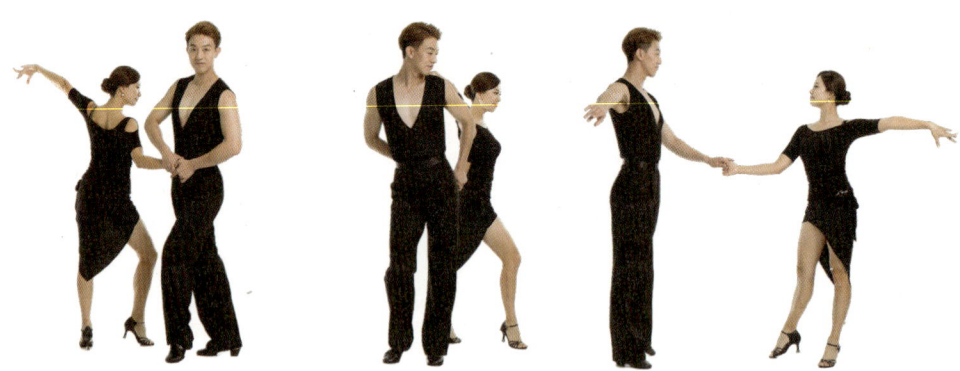

⑥ 체인지 오브 핸즈 비하인드 백 ★ 반복 ★

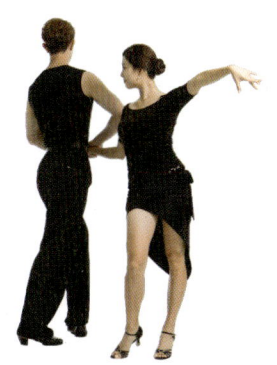 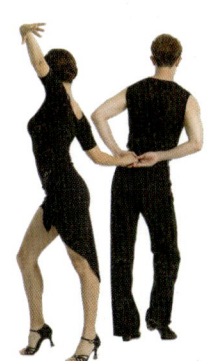 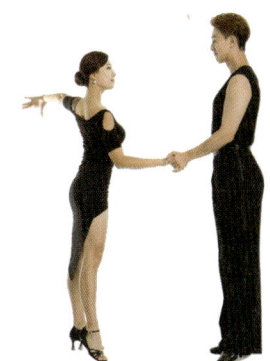

⑦ 링크 Link

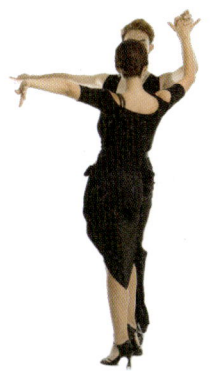 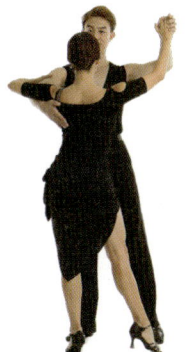

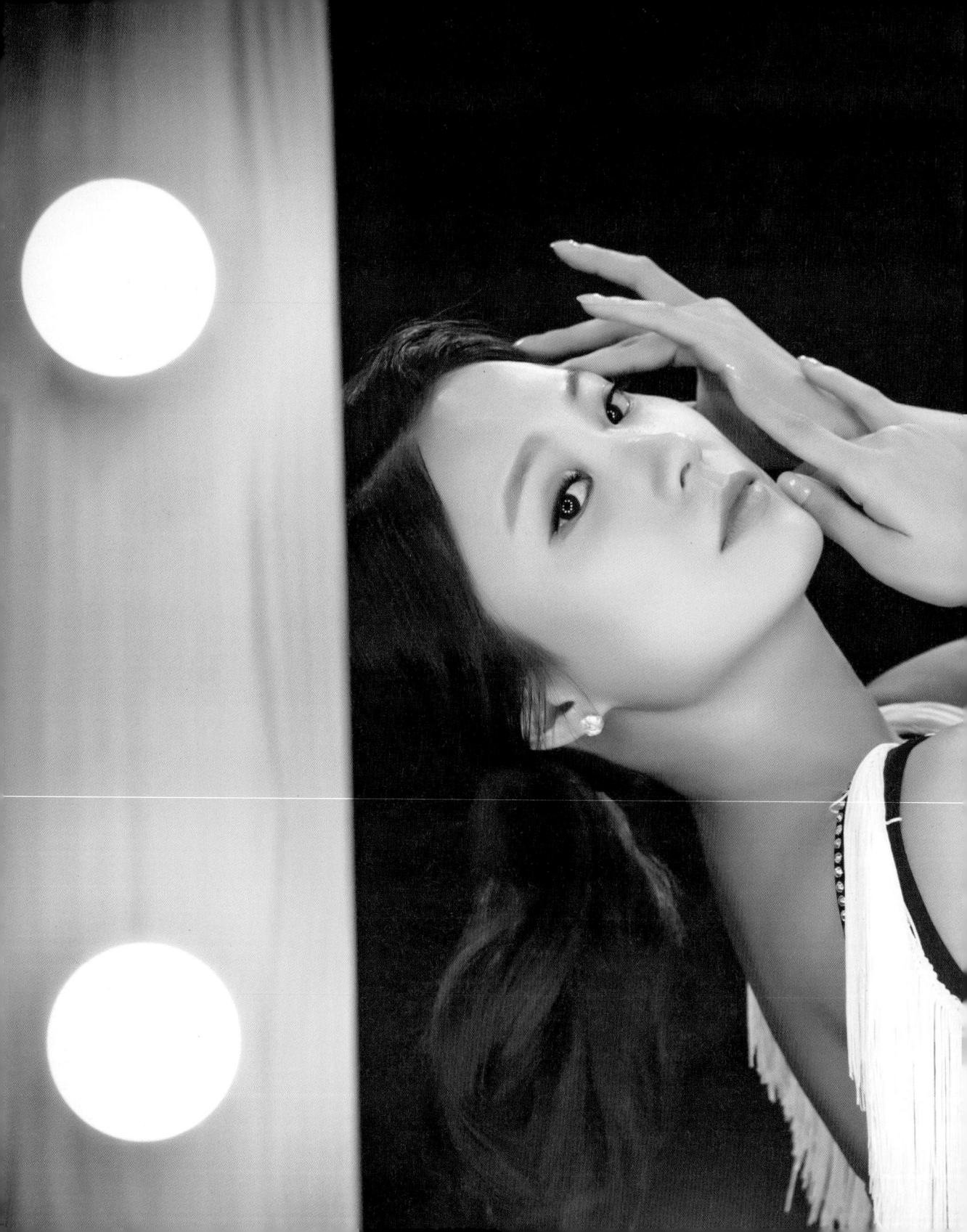

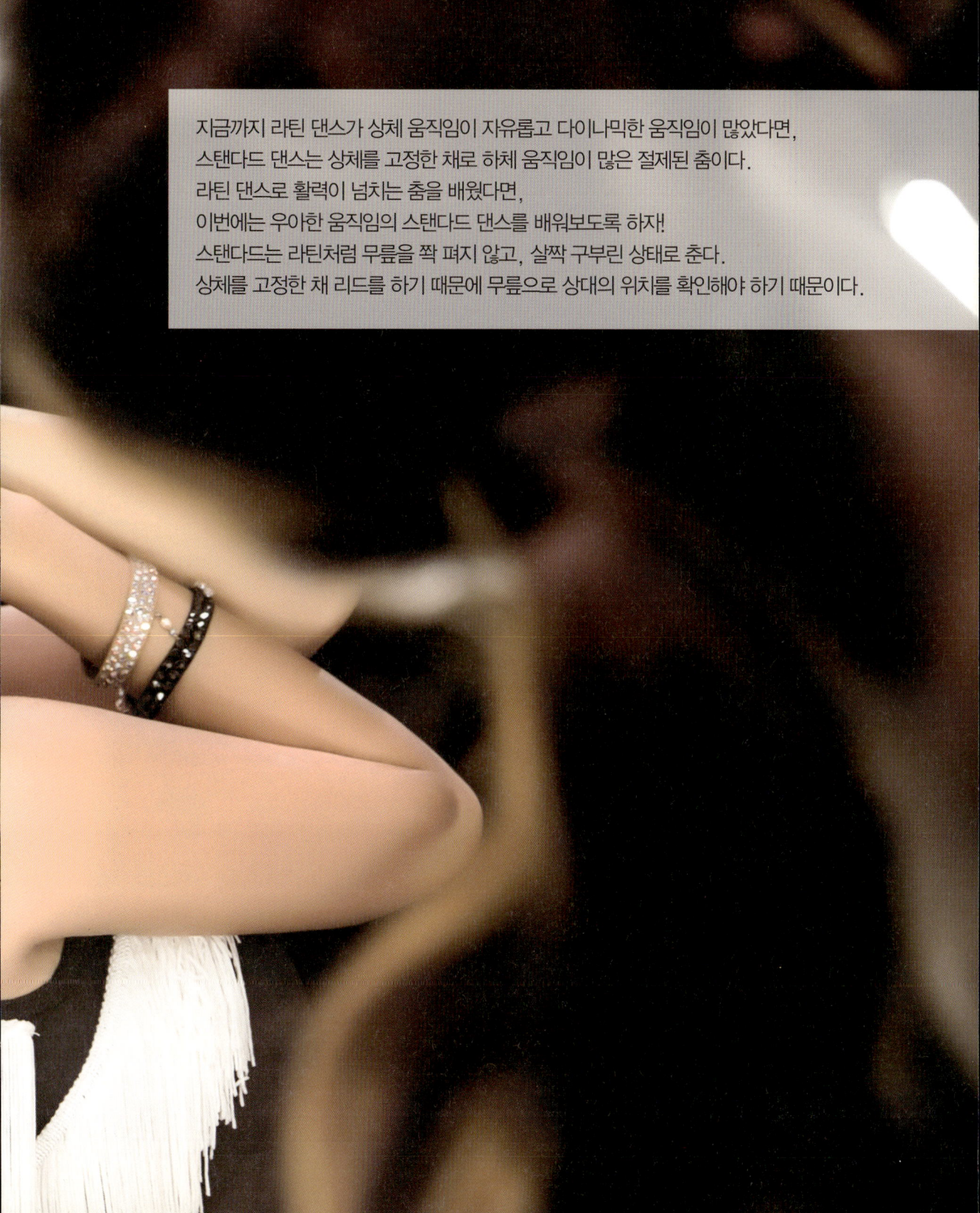

지금까지 라틴 댄스가 상체 움직임이 자유롭고 다이나믹한 움직임이 많았다면,
스탠다드 댄스는 상체를 고정한 채로 하체 움직임이 많은 절제된 춤이다.
라틴 댄스로 활력이 넘치는 춤을 배웠다면,
이번에는 우아한 움직임의 스탠다드 댄스를 배워보도록 하자!
스탠다드는 라틴처럼 무릎을 쫙 펴지 않고, 살짝 구부린 상태로 춘다.
상체를 고정한 채 리드를 하기 때문에 무릎으로 상대의 위치를 확인해야 하기 때문이다.

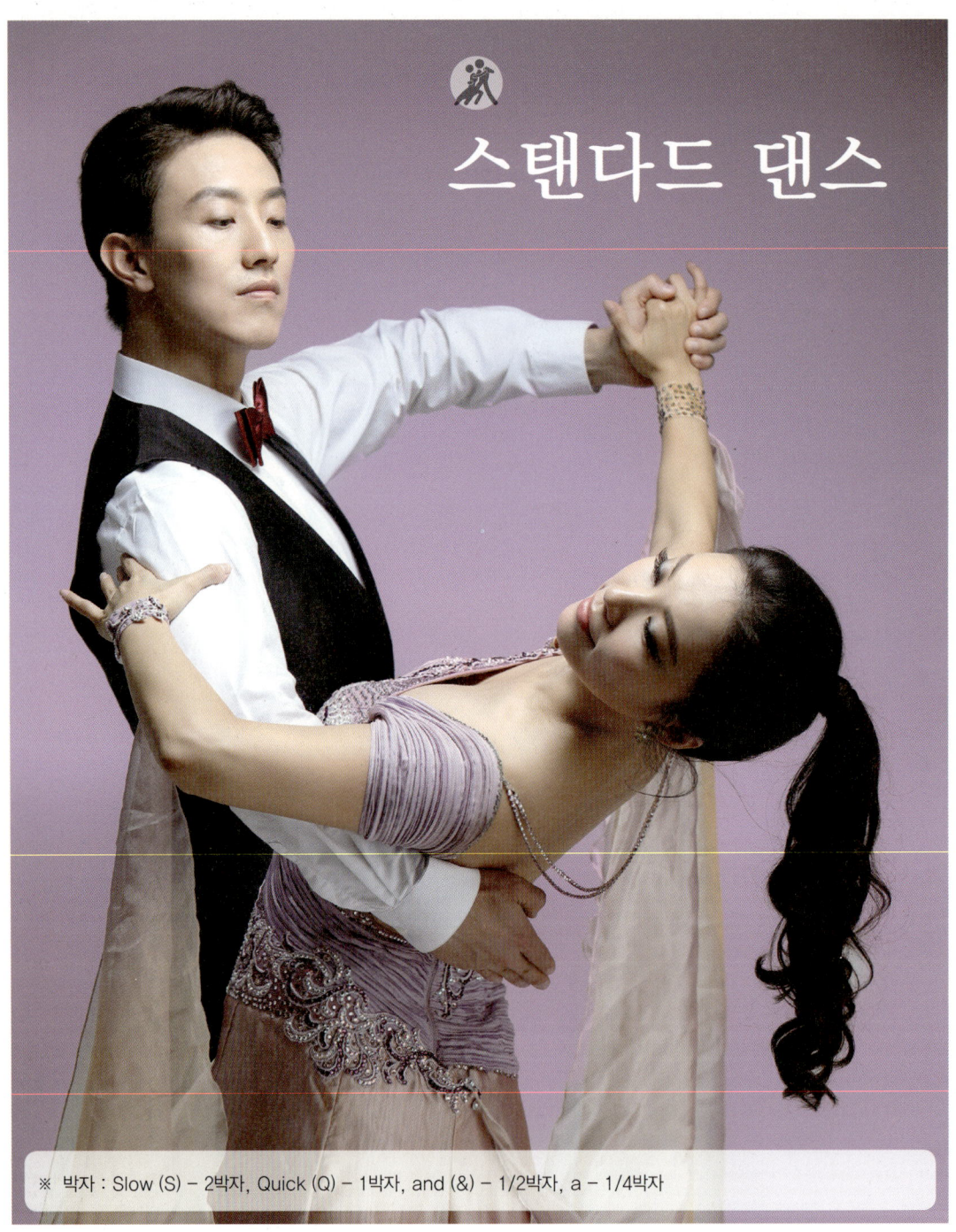

스탠다드 댄스

※ 박자 : Slow (S) – 2박자, Quick (Q) – 1박자, and (&) – 1/2박자, a – 1/4박자

스탠다드 홀드(Standard Hold)   기본 안는 자세

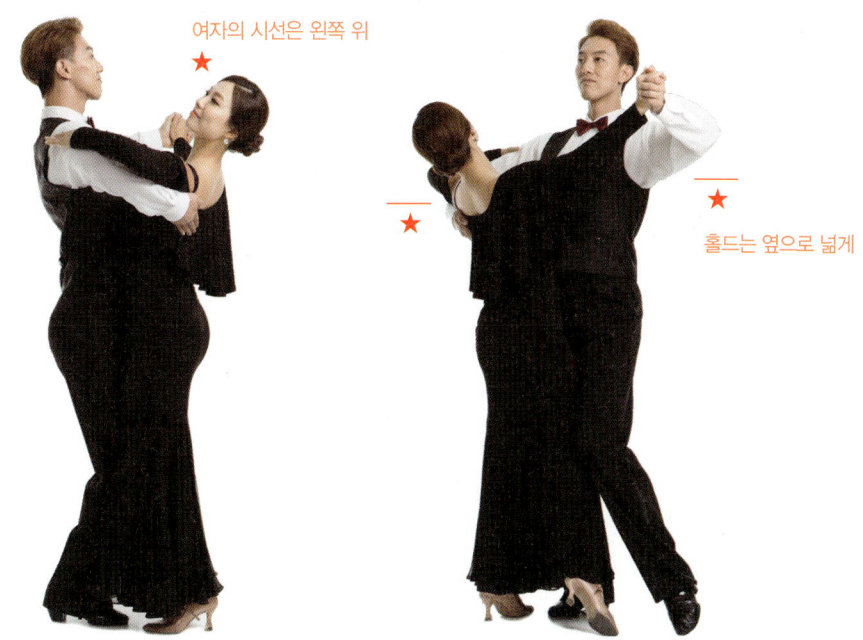

여자의 시선은 왼쪽 위

홀드는 옆으로 넓게

스탠다드 홀드는 라틴 홀드보다 옆으로 넓고 서로의 거리는 가까워진다. 남자는 팔꿈치를 어깨 높이까지 들어주고, 등쪽 라인까지 벌린다고 생각하고 넓게 벌려준다. 서로 거리가 가까워지기 때문에 여자의 시선은 왼쪽 위를 고개를 들어 황홀한 듯 바라봐 준다. 하체가 겹칠 수 있기 때문에 서로의 오른쪽 갈비뼈를 붙여준다고 생각하며 살짝 비껴 서 준다. 그리고 무릎을 살짝 구부려 상대의 리드를 눈으로 보지 않고 몸으로 신호를 받을 수 있도록 하면 스탠다드 홀드의 완성이다.

스탠다드 용어

- **라이즈 앤 펄 Rise & Fall** : 물결치듯 부드러운 표현을 위한 중요한 동작이다. 뒤꿈치를 들어 발 볼로 중심을 유지하며 무릎과 상체를 위로 최대한 늘려주는 라이즈(Rise), 뒤꿈치를 바닥에 닿고 발목과 무릎을 굽혀 중심을 낮춘 펄(Fall)이다.
- **엘오디 LOD(라인 오브 댄스 Line of Dance)** : 춤을 추는 방향이다. 무대의 가장자리를 시계반대방향으로 도는 것이다. 한 무대에 많은 사람들이 함께 춤을 춰도 같은 방향으로 돌며 추기 때문에 부딪치지 않는다.
- **DW(Diagonally Wall)** : 스텝의 시작방향을 설명한다. 무대의 가장자리 혹은 벽을 비스듬히 바라보는 방향이다.
- **DC(Diagonally Center)** : 스텝의 시작방향을 설명한다. 홀 중앙을 비스듬히 바라보는 방향이다.

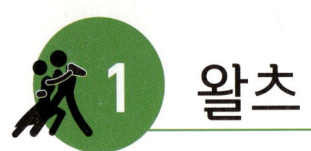 # 왈츠

추천곡 ♪ **Moon River** by Andy Williams

1 박스 스텝 Box Step

★ 왈츠의 모든 첫번째 스텝은 직전에 무릎을 구부려 펄 Fall 준비를 해주어야 한다.

왼발 박스 스텝 Left Foot Box Step

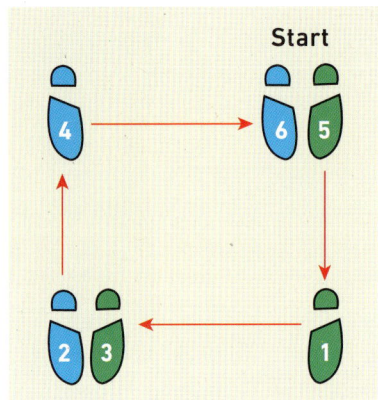

 ★ 무릎을 구부려 준비한다.

1 왼발을 앞으로 딛는다. (펄 Fall)

2 오른발을 오른쪽 옆으로 딛는다. (라이즈 Rise 과정)

3 왼발을 오른발 옆에 모아준다. (라이즈 Rise)
   다시 무릎을 구부리며 다음 스텝을 준비한다. (펄 Fall 과정)

4 오른발을 뒤로 딛는다. (펄 Fall)

5 왼발을 왼쪽 옆으로 딛는다. (라이즈 Rise 과정)

6 오른발을 왼발 옆에 모아준다. (라이즈 Rise)
   다시 무릎을 구부리며 다음 스텝을 준비한다. (펄 Fall 과정)

기본동작 연습

Tip 왈츠는 Rise & Fall, 즉 발과 무릎의 Up & Down을 지속적으로 해주며 물결이 넘실대듯 부드럽게 표현하는 것이 중요하다.

왈츠
기본 동작 ❶ 영상

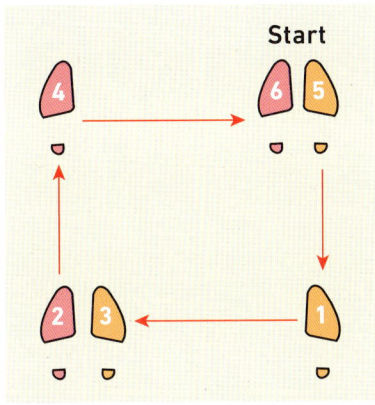

★ 무릎을 구부려 준비한다.

1 오른발을 뒤로 딛는다. (펄 Fall)

2 왼발을 왼쪽 옆으로 딛는다. (라이즈 Rise 과정)

3 오른발을 왼발 옆에 모아준다. (라이즈 Rise)
  다시 무릎을 구부리며 다음 스텝을 준비한다. (펄 Fall 과정)

4 왼발을 앞으로 딛는다. (펄 Fall)

5 오른발을 오른쪽 옆으로 딛는다. (라이즈 Rise 과정)

6 왼발을 오른발 옆에 모아준다. (라이즈 Rise)
  다시 무릎을 구부리며 다음 스텝을 준비한다. (펄 Fall 과정)

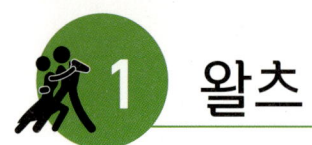
왈츠

오른발 박스 스텝 Right Foot Box Step

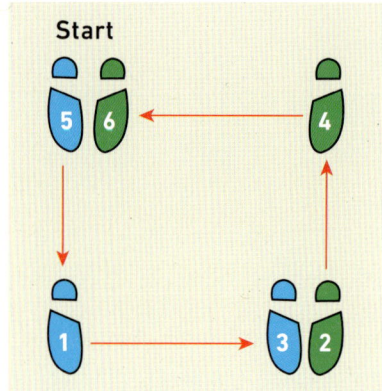

★ 무릎을 구부려 준비한다.

1 오른발을 앞으로 딛는다. (펄 Fall)

2 왼발을 왼쪽 옆으로 딛는다. (라이즈 Rise 과정)

3 오른발을 왼발 옆에 모아준다. (라이즈 Rise)
   다시 무릎을 구부리며 다음 스텝을 준비한다. (펄 Fall 과정)

4 왼발을 뒤로 딛는다. (펄 Fall)

5 오른발을 오른쪽 옆으로 딛는다. (라이즈 Rise 과정)

6 왼발을 오른발 옆에 모아준다. (라이즈 Rise)
   다시 무릎을 구부리며 다음 스텝을 준비한다. (펄 Fall 과정)

기본동작 연습

★ 무릎을 구부려 준비한다.

1 왼발을 뒤로 딛는다. (펄 Fall)

2 오른발을 오른쪽 옆으로 딛는다. (라이즈 Rise 과정)

3 왼발을 오른발 옆에 모아준다. (라이즈 Rise)
  다시 무릎을 구부리며 다음 스텝을 준비한다. (펄 Fall 과정)

4 오른발을 앞으로 딛는다. (펄 Fall)

5 왼발을 왼쪽 옆으로 딛는다. (라이즈 Rise 과정)

6 오른발을 왼발 옆에 모아준다. (라이즈 Rise)
  다시 무릎을 구부리며 다음 스텝을 준비한다. (펄 Fall 과정)

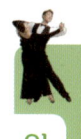

왈츠

1 왈츠

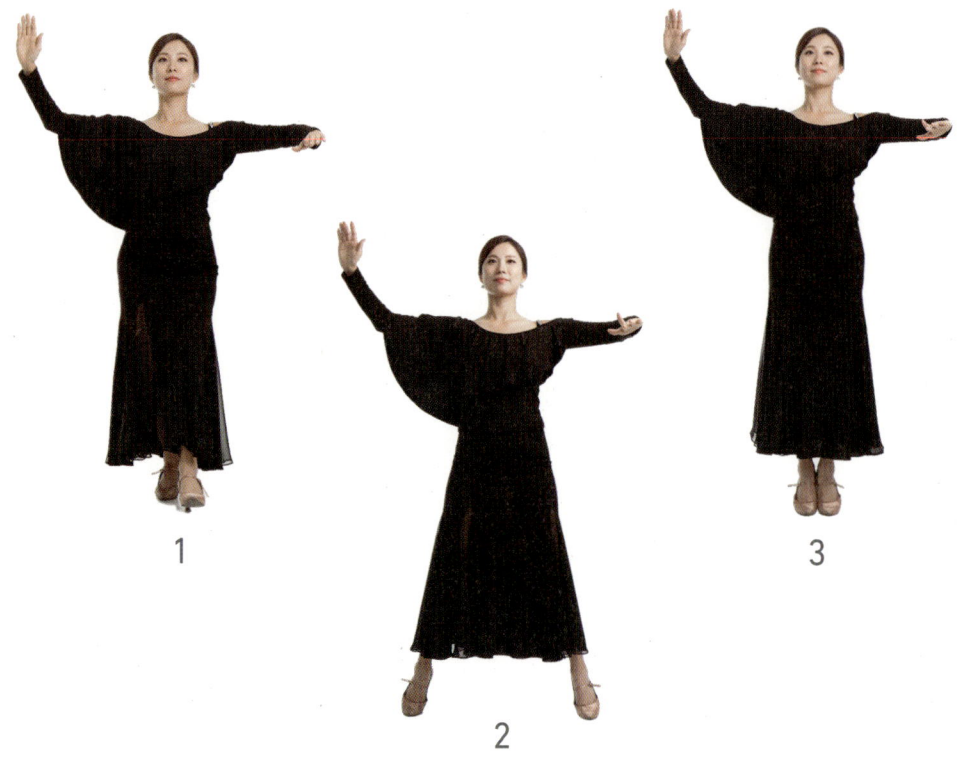

박스 스텝은 왈츠의 매우 중요한 기본 스텝이다. 박스 스텝으로 발 바꾸는 것이 익숙해져야 다음 스텝을 익히기 쉽다. 박스 스텝을 추천해 준 곡이나 3/4 박자 음악에 맞추어 한 곡이 끝날 때까지 반복해 보자.

자, 이제 박스 스텝이 몸에 익었다면 회전을 해보자.
왈츠의 기본 동작인 내추럴 턴과 리버스 턴을 적은 회전량으로 연습해 보자.

기본동작 연습

check

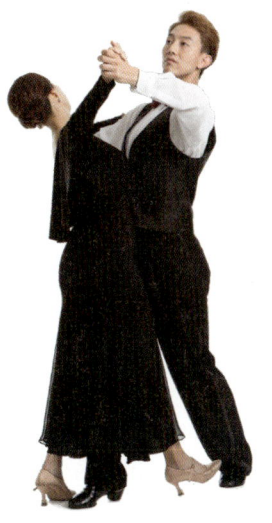 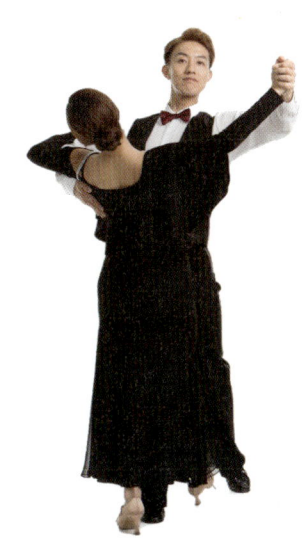

CBM (Contrary Body Movement)
회전을 할 때 필요한 동작이다. 하체와 상체를 반대로 비틀어 몸을 꼬아주는 움직임이다. 리드를 할 때 CBM을 해주면 여자에게 회전신호를 잘 줄 수 있고 회전을 하기가 수월하다.
회전할 방향으로 상체를 틀어주며 CBM을 연습해보자.

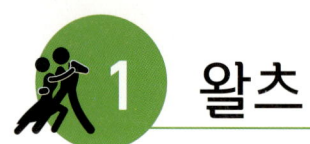 왈츠

> **2** 내추럴 턴 1/4 턴 Natural Turn 1/4 Turn ★ 우회전 90도

how to lead

오른발 박스 스텝을 하며 첫번째 박자에 회전을 한다.
어깨와 시선으로 회전할 곳을 쳐다봐주면 회전이 수월하다.
90도(1/4)씩 4번을 돌아 한 바퀴 회전 연습을 해보자.

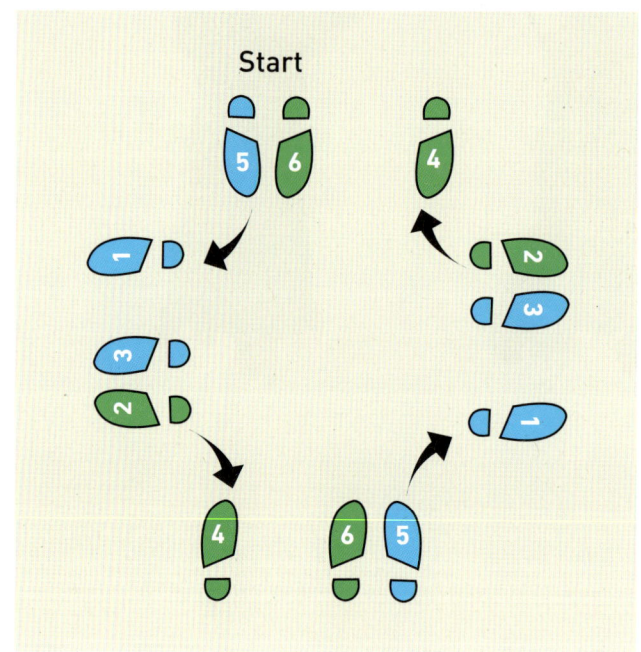

기본동작 연습

왈츠
기본 동작 ❷ 영상

 ★ 무릎을 구부려 준비한다.

1 어깨와 시선을 오른쪽 회전 방향으로 향하고, 오른발을 앞으로 딛는다. 이때 *CBM을 하며 여자에게 회전 신호를 준다.

2 왼발을 왼쪽 옆으로 딛는다.

3 오른발을 왼발 옆에 모아준다. *내추럴 턴 1/4 턴

4 어깨와 머리를 오른쪽 회전할 방향으로 향하고, 왼발을 뒤로 딛는다. 이때 *CBM을 하며 여자에게 회전 신호를 준다.

5 오른발을 오른쪽 옆으로 딛는다.

6 왼발을 오른발 옆에 모아준다. *내추럴 턴 2/4 턴

7 어깨와 시선을 오른쪽 회전 방향으로 향하고, 오른발을 앞으로 딛는다. 이때 *CBM을 하며 여자에게 회전 신호를 준다.

8 왼발을 왼쪽 옆으로 딛는다.

9 오른발을 왼발 옆에 모아준다. *내추럴 턴 3/4 턴

10 오른쪽 어깨와 머리를 오른쪽 회전할 방향으로 향하고, 왼발을 뒤로 딛는다. 이때 *CBM을 하며 여자에게 회전 신호를 준다.

11 오른발을 오른쪽 옆으로 딛는다.

12 왼발을 오른발 옆에 모아준다. *내추럴 턴 4/4 턴

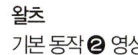

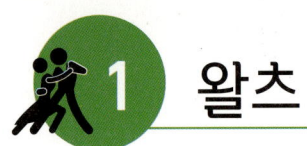 왈츠

② 내추럴 턴 1/4 턴 Natural Turn 1/4 Turn ★ 우회전 90도

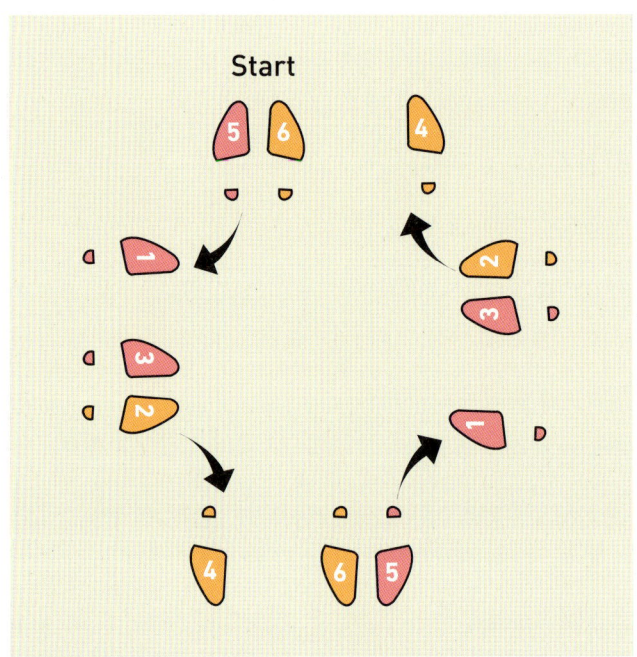

기본동작 연습

 ★ 무릎을 구부려 준비한다.

1 남자의 회전 신호를 받아 어깨와 머리를 오른쪽 회전 방향으로 향하고, 왼발을 뒤로 딛는다.

2 오른발을 오른쪽 옆으로 딛는다.

3 왼발을 오른발 옆에 모아준다. *내추럴 턴 1/4 턴

4 남자의 회전 신호를 받아 어깨를 오른쪽 회전할 방향으로 향하고, 오른발을 앞으로 딛는다.

5 왼발을 왼쪽 옆으로 딛는다.

6 오른발을 왼발 옆에 모아준다. *내추럴 턴 2/4 턴

7 남자의 회전 신호를 받아 어깨와 머리를 오른쪽 회전 방향으로 향하고, 왼발을 뒤로 딛는다.

8 오른발을 오른쪽 옆으로 딛는다.

9 왼발을 오른발 옆에 모아준다. *내추럴 턴 3/4 턴

10 남자의 회전 신호를 받아 어깨를 오른쪽 회전할 방향으로 향하고, 오른발을 앞으로 딛는다.

11 왼발을 왼쪽 옆으로 딛는다.

12 오른발을 왼발 옆에 모아준다. *내추럴 턴 4/4 턴

Tip 처음 연습할 때는 각도를 염두에 두지 말고 조금씩 회전을 하는 것이 좋은 방법이다. 발이 익숙해진 후에 점차 회전량을 늘려가면 된다.

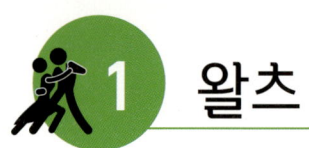
왈츠

3 리버스 턴 1/4 턴 Reverse Turn 1/4 Turn ★ 좌회전 90도

how to lead

왼발 박스 스텝을 하며 첫번째 박자에 회전을 한다.
어깨와 시선으로 회전할 곳을 쳐다봐주면 회전이 수월하다.
90도(1/4)씩 4번을 돌아 한 바퀴 회전 연습을 해보자.

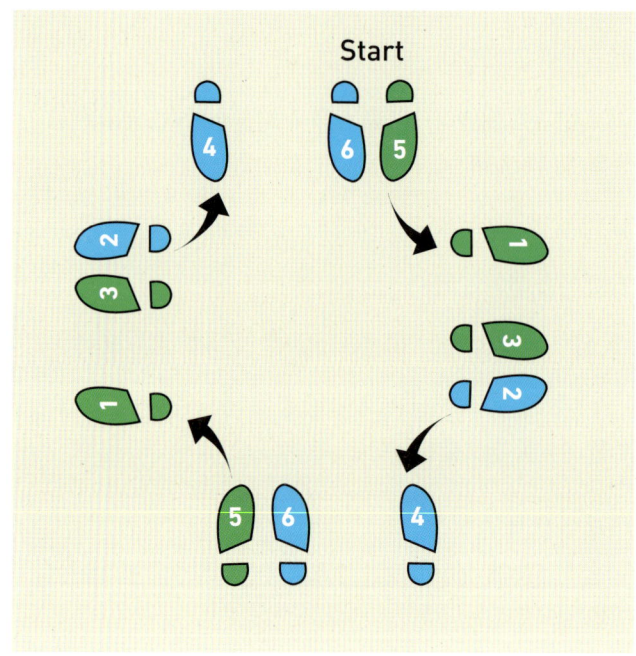

기본동작 연습

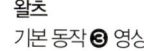
왈츠
기본 동작 ❸ 영상

 ★ 무릎을 구부려 준비한다.

1. 어깨와 시선을 왼쪽 회전 방향으로 향하고, 왼발을 앞으로 딛는다.
   이때 *CBM을 하며 여자에게 회전 신호를 준다.

2. 오른발을 오른쪽 옆으로 딛는다.

3. 왼발을 오른발 옆에 모아준다. *리버스 턴 1/4 턴

4. 어깨와 머리를 왼쪽 회전할 방향으로 향하고, 오른발을 뒤로 딛는다.
   이때 *CBM을 하며 여자에게 회전 신호를 준다.

5. 왼발을 왼쪽 옆으로 딛는다.

6. 오른발을 왼발 옆에 모아준다. *리버스 턴 2/4 턴

7. 어깨와 시선을 왼쪽 회전 방향으로 향하고, 왼발을 앞으로 딛는다.
   이때 *CBM을 하며 여자에게 회전 신호를 준다.

8. 오른발을 오른쪽 옆으로 딛는다.

9. 왼발을 오른발 옆에 모아준다. *리버스 턴 3/4 턴

10. 어깨와 머리를 왼쪽 회전할 방향으로 향하고, 오른발을 뒤로 딛는다.
    이때 *CBM을 하며 여자에게 회전 신호를 준다.

11. 왼발을 왼쪽 옆으로 딛는다.

12. 오른발을 왼발 옆에 모아준다. *리버스 턴 4/4 턴

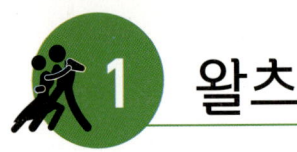

왈츠

> **3** 리버스 턴 1/4 턴 Reverse Turn 1/4 Turn ★ 좌회전 90도

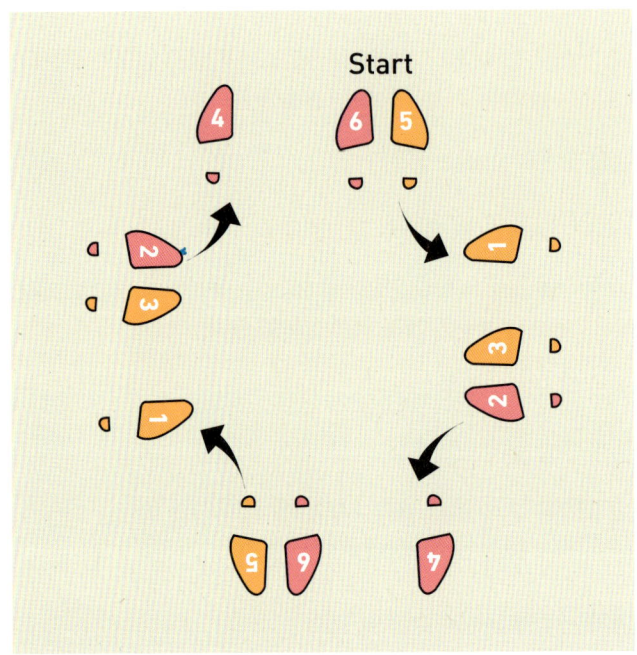

기본동작 연습

 ★ 무릎을 구부려 준비한다.

1 남자의 회전 신호를 받아 어깨와 머리를 왼쪽 회전 방향으로 향하고, 오른발을 뒤로 딛는다.

2 왼발을 왼쪽 옆으로 딛는다.

3 오른발을 왼발 옆에 모아준다. *리버스 턴 1/4 턴

4 남자의 회전 신호를 받아 어깨와 시선을 왼쪽 회전할 방향으로 향하고, 왼발을 앞으로 딛는다.

5 오른발을 오른쪽 옆으로 딛는다.

6 왼발을 오른발 옆에 모아준다. *리버스 턴 2/4 턴

7 남자의 회전 신호를 받아 어깨와 머리를 왼쪽 회전 방향으로 향하고, 오른발을 뒤로 딛는다.

8 왼발을 왼쪽 옆으로 딛는다.

9 오른발을 왼발 옆에 모아준다. *리버스 턴 3/4 턴

10 남자의 회전 신호를 받아 어깨와 시선을 왼쪽 회전할 방향으로 향하고, 왼발을 앞으로 딛는다.

11 오른발을 오른쪽 옆으로 딛는다.

12 왼발을 오른발 옆에 모아준다. *리버스 턴 4/4 턴

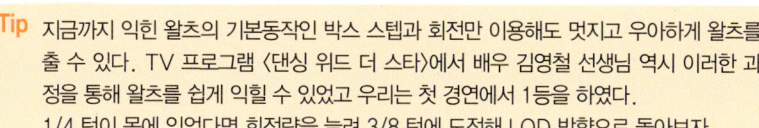

Tip 지금까지 익힌 왈츠의 기본동작인 박스 스텝과 회전만 이용해도 멋지고 우아하게 왈츠를 출 수 있다. TV 프로그램 〈댄싱 위드 더 스타〉에서 배우 김영철 선생님 역시 이러한 과정을 통해 왈츠를 쉽게 익힐 수 있었고 우리는 첫 경연에서 1등을 하였다. 1/4 턴이 몸에 익었다면 회전량을 늘려 3/8 턴에 도전해 LOD 방향으로 돌아보자.

Let's dance! 1 클로즈드 체인지 Closed Change

내추럴 턴 1/4 턴과 리버스 턴 1/4 턴이 자연스러워졌다면, 이 둘을 잇는 클로즈드 체인지를 배워보자.
클로즈드 체인지는 박스 스텝을 연습했다면 이미 몸에 익혀져 있을 것이다.

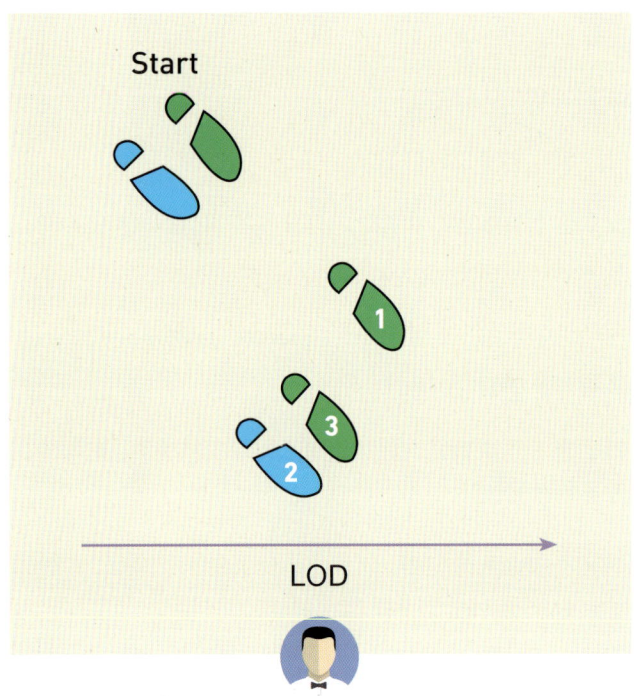

 ★ 무릎을 구부려 준비한다.

1 왼발을 앞으로 딛는다. (펄 Fall)

2 오른발을 오른쪽 옆으로 딛는다. (라이즈 Rise 과정)

3 왼발을 오른발 옆에 모아준다. (라이즈 Rise)
다시 무릎을 구부리며 다음 스텝을 준비한다. (펄 Fall 과정)

박자 & 카운트 : 123

Tip 박스 스텝의 반절, 즉 123스텝 혹은 456스텝이 클로즈드 체인지이다. 내추럴 턴과 리버스 턴 사이에 클로즈드 체인지를 하여 왼쪽과 오른쪽 회전을 자연스럽게 연결해 보자.

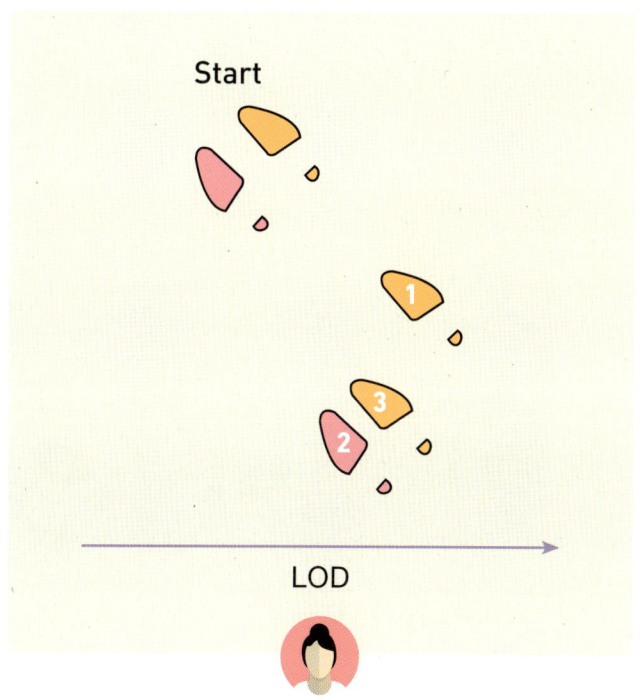

 ★ 무릎을 구부려 준비한다.

1 오른발을 뒤로 딛는다. (펄 Fall)

2 왼발을 왼쪽 옆으로 딛는다. (라이즈 Rise 과정)

3 오른발을 왼발 옆에 모아준다. (라이즈 Rise)
다시 무릎을 구부리며 다음 스텝을 준비한다. (펄 Fall 과정)

왈츠

Let's dance! 2 내추럴 턴 Natural Turn

how to lead

*DW 방향으로 시작한다.
*LOD를 따라 오른쪽으로 135도(3/8)씩 두 번을 회전하여 총 270도(3/4) 턴을 해주는 동작이다.

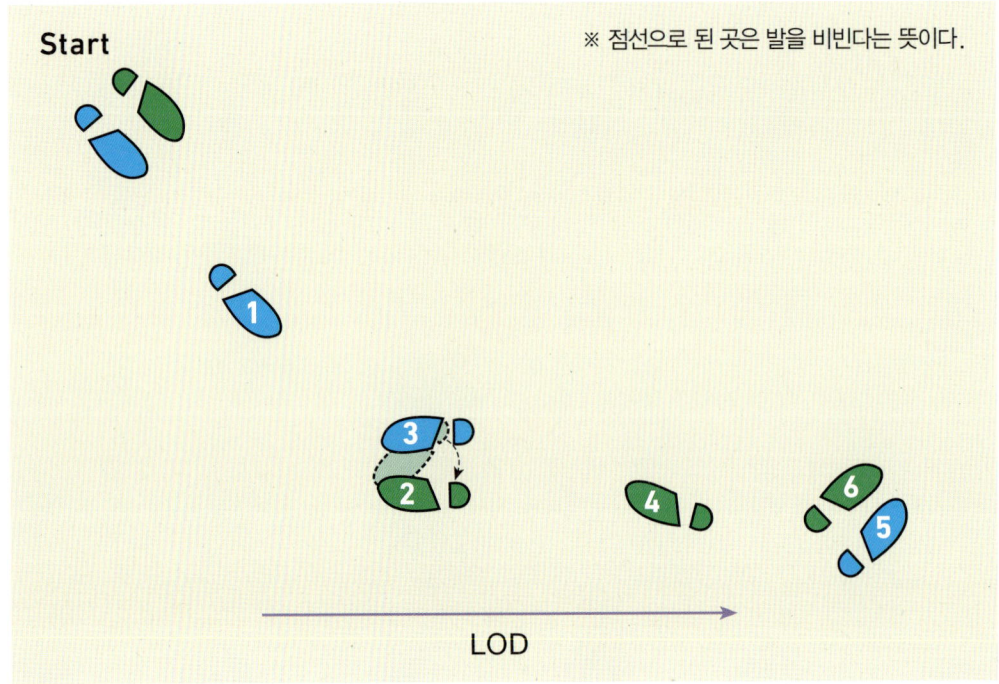

※ 점선으로 된 곳은 발을 비빈다는 뜻이다.

박자 & 카운트 : 123, 123

왈츠 2 영상

 ★ 무릎을 구부려 준비한다.

1 어깨와 시선을 오른쪽 회전 방향으로 향하고 오른발을 앞으로 딛는다.
   이때 *CBM을 하며 여자에게 회전 신호를 준다.

2 몸이 계속 회전을 하며 왼발을 옆으로 딛는다.

3 회전을 마무리하며 오른발을 왼발 옆에 모아준다.
   *총 135도(3/8) 턴

4 어깨와 머리를 오른쪽 회전할 방향으로 향하고, 왼발을 뒤로 딛는다.
   이때 *CBM을 하며 여자에게 회전 신호를 준다.

5 몸이 계속 회전을 하며 오른발을 옆으로 딛는다.

6 회전을 마무리하며 왼발을 오른발 옆에 모아준다.
   *총 135도(3/8) 턴

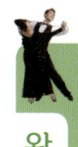

왈
츠

Let's dance! 2 내추럴 턴 Natural Turn

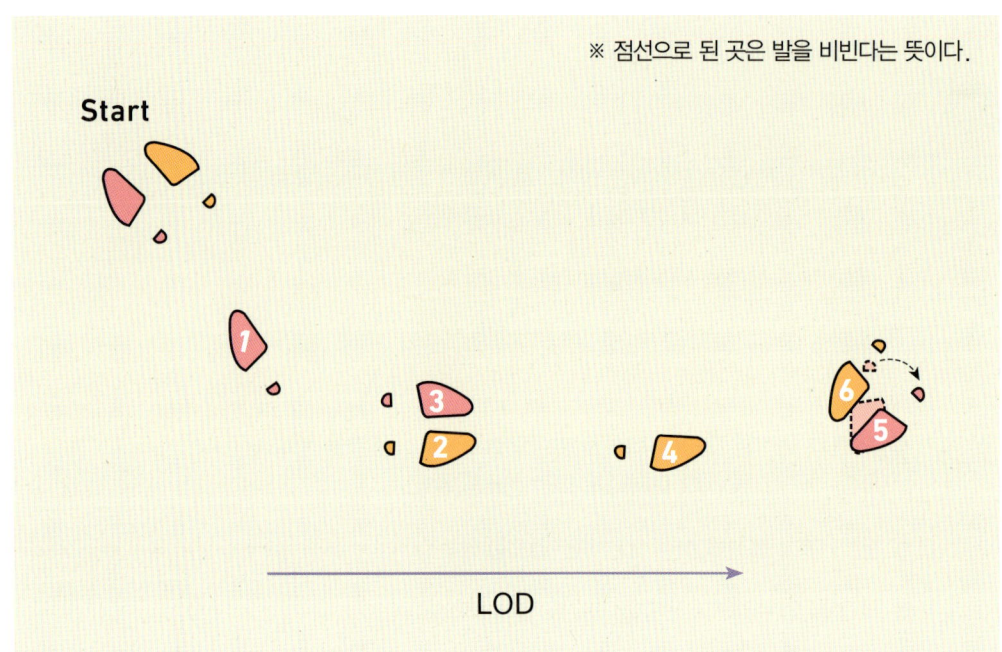

박자 & 카운트 : 123, 123

 ★ 무릎을 구부려 준비한다.

1 남자의 회전 신호를 받아 어깨와 머리를 오른쪽 회전할 방향으로 향하고, 왼발을 뒤로 딛는다.

2 몸이 계속 회전을 하며 오른발을 옆으로 딛는다.

3 회전을 마무리하며 왼발을 오른발 옆에 모아준다.
   *총 135도(3/8) 턴

4 남자의 회전 신호를 받아 어깨를 오른쪽 회전할 방향으로 향하고, 오른발을 앞으로 딛는다.

5 몸이 계속 회전을 하며 오른발을 옆으로 딛는다.

6 회전을 마무리하며 오른발을 왼발 옆에 모아준다.
   *총 135도(3/8) 턴

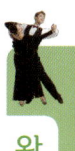

왈츠

Let's dance! 3 **클로즈드 체인지 Closed Change**

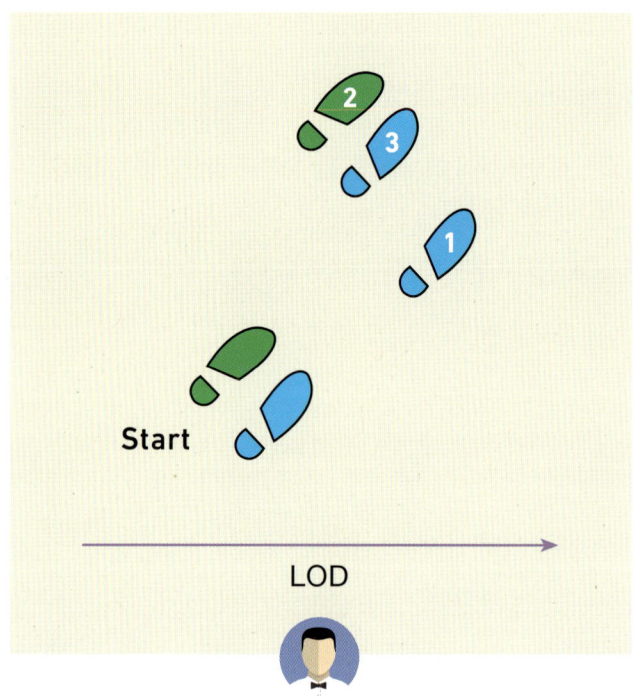

 ★ 무릎을 구부려 준비한다.

1 오른발을 앞으로 딛는다. (펄 Fall)

2 왼발을 왼쪽 옆으로 딛는다. (라이즈 Rise 과정)

3 오른발을 왼발 옆에 모아준다. (라이즈 Rise)
   다시 무릎을 구부리며 다음 스텝을 준비한다. (펄 Fall 과정)

박자 & 카운트 : 123

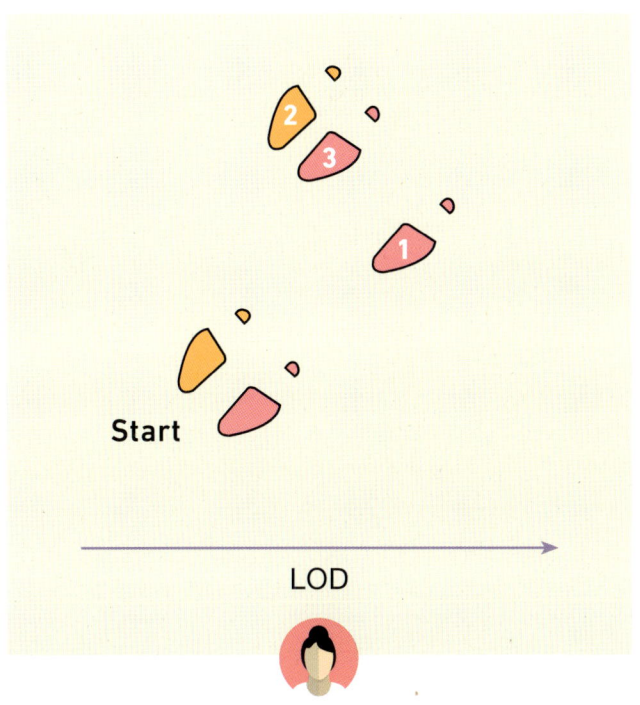

 ★ 무릎을 구부려 준비한다.

1 왼발을 뒤로 딛는다. (펄 Fall)

2 오른발을 오른쪽 옆으로 딛는다. (라이즈 Rise 과정)

3 왼발을 오른발 옆에 모아준다. (라이즈 Rise)
　다시 무릎을 구부리며 다음 스텝을 준비한다. (펄 Fall 과정)

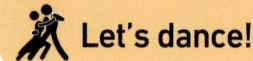 **Let's dance!** | **4** | 리버스 턴 Reverse Turn

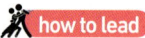

*DC 방향으로 시작한다.
*LOD를 따라 왼쪽으로 135도(3/8)씩 두 번을 회전하여 270도(3/4) 턴을 해주는 동작이다.

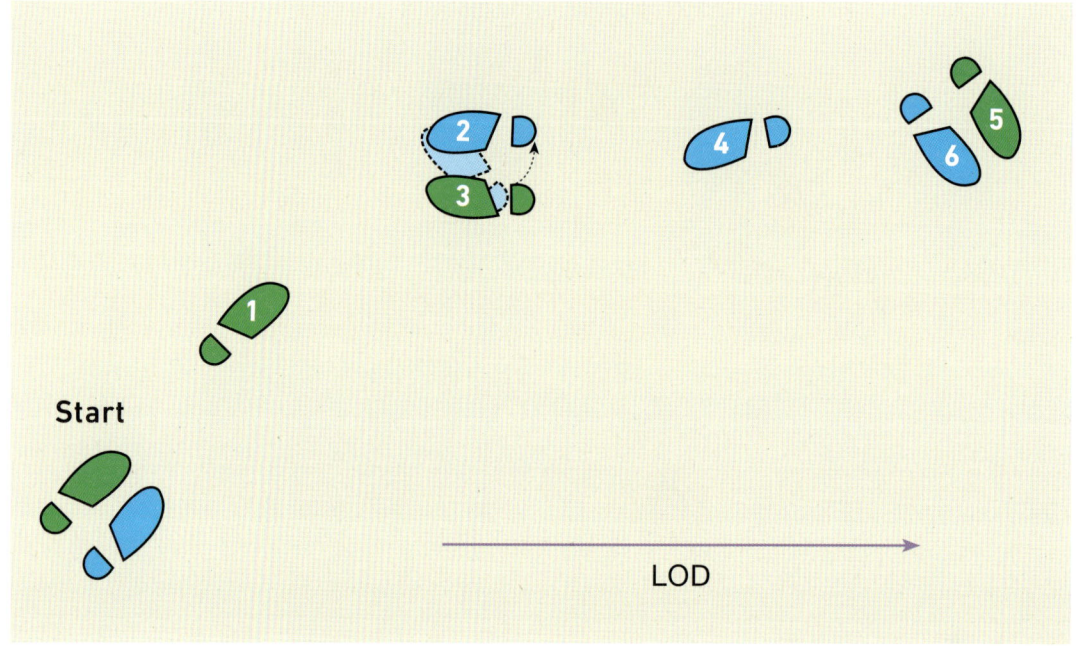

박자 & 카운트 : 123, 123

왈츠 4 영상

 ★ 무릎을 구부려 준비한다.

1   어깨와 시선을 왼쪽 회전할 방향으로 향하고 왼발을 앞으로 딛는다.
   이때 *CBM을 하며 여자에게 회전 신호를 준다.

2   몸이 계속 회전을 하며 오른발을 옆으로 딛는다.

3   회전을 마무리하며 왼발을 오른발 옆에 모아준다.
   *총 135도(3/8) 턴

4   어깨와 머리를 왼쪽 회전할 방향으로 향하고, 오른발을 뒤로 딛는다.
   이때 *CBM을 하며 여자에게 회전 신호를 준다.

5   몸이 계속 회전을 하며 왼발을 옆으로 딛는다.

6   회전을 마무리하며 오른발을 왼발 옆에 모아준다.
   *총 135도(3/8) 턴

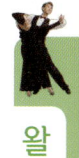

Let's dance! 4 리버스 턴 Reverse Turn

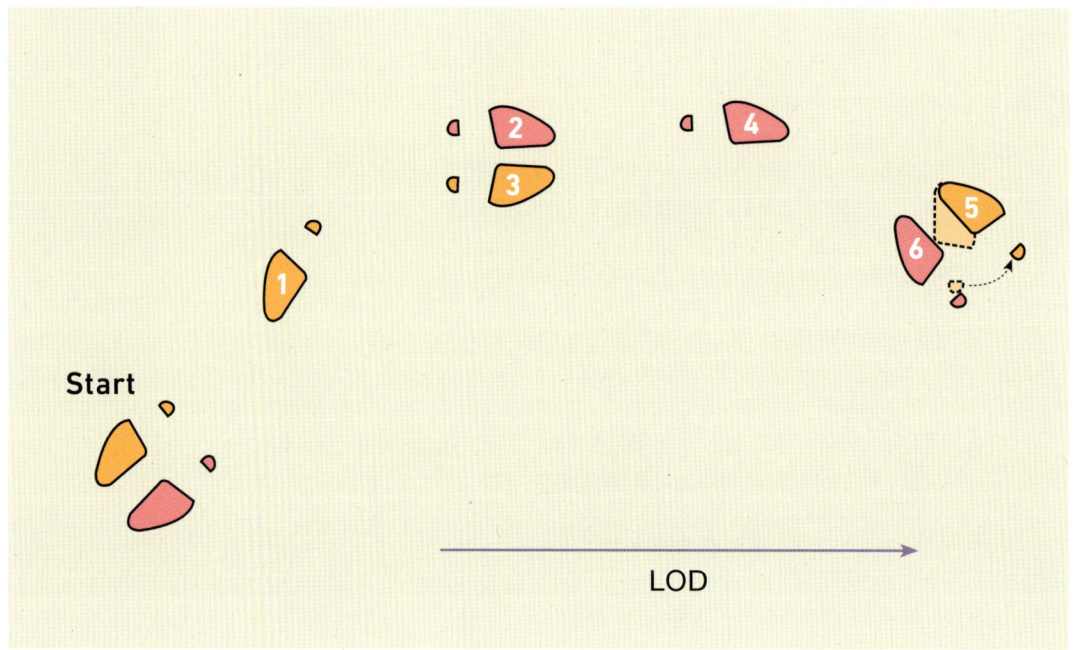

박자 & 카운트 : 123, 123

 ★ 무릎을 구부려 준비한다.

1 남자의 회전 신호를 받아 어깨와 머리를 왼쪽 회전할 방향으로 향하고, 오른발을 뒤로 딛는다.

2 몸이 계속 회전을 하며 왼발을 옆으로 딛는다.

3 회전을 마무리하며 오른발을 왼발 옆에 모아준다.
   *총 135도(3/8) 턴

4 남자의 회전 신호를 받아 어깨와 시선을 왼쪽 회전할 방향으로 향하고, 왼발을 앞으로 딛는다.

5 몸이 계속 회전을 하며 오른발을 옆으로 딛는다.

6 회전을 마무리하며 왼발을 오른발 옆에 모아준다.
   *총 135도(3/8) 턴

왈
츠

 Tip 왈츠를 추다가 벽이나 무대 끝에 다다라서 더 이상 갈 곳이 없거나 진행이 어려운 순간이 올 것이다. 그럴 때 손을 놓고 자리를 찾아 다시 시작할 필요 없이 클로즈드 체인지로 조금씩 회전하며 갈 방향을 찾아보자. 흐름을 끊지 않는 유용한 방법이다.
전체 순서 연결 QR코드 영상에서 이 같은 방법으로 다다른 벽을 쉽게 벗어나는 장면을 볼 수 있다. 참고하여 멋지게 파드너를 리드하며 댄스 홀을 누벼보자.

왈츠 전체 순서 연결

1 클로즈드 체인지 | Closed Change

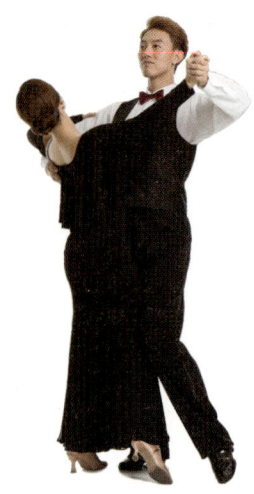

2 내추럴 턴 Natural Turn

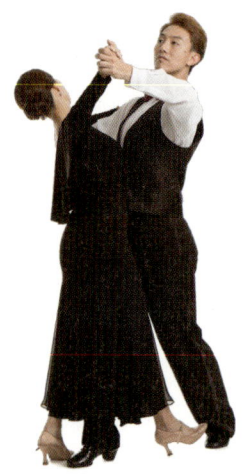

3 클로즈드 체인지 Closed Change

왈츠 전체 영상

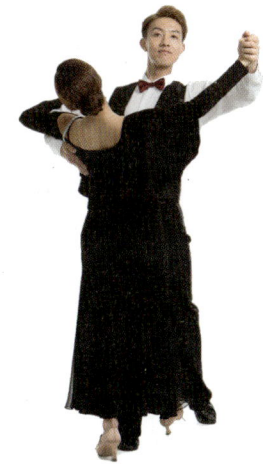

4 리버스 턴 Reverse Turn

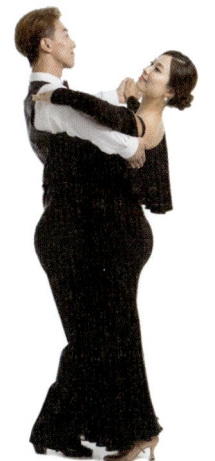

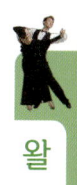

왈츠

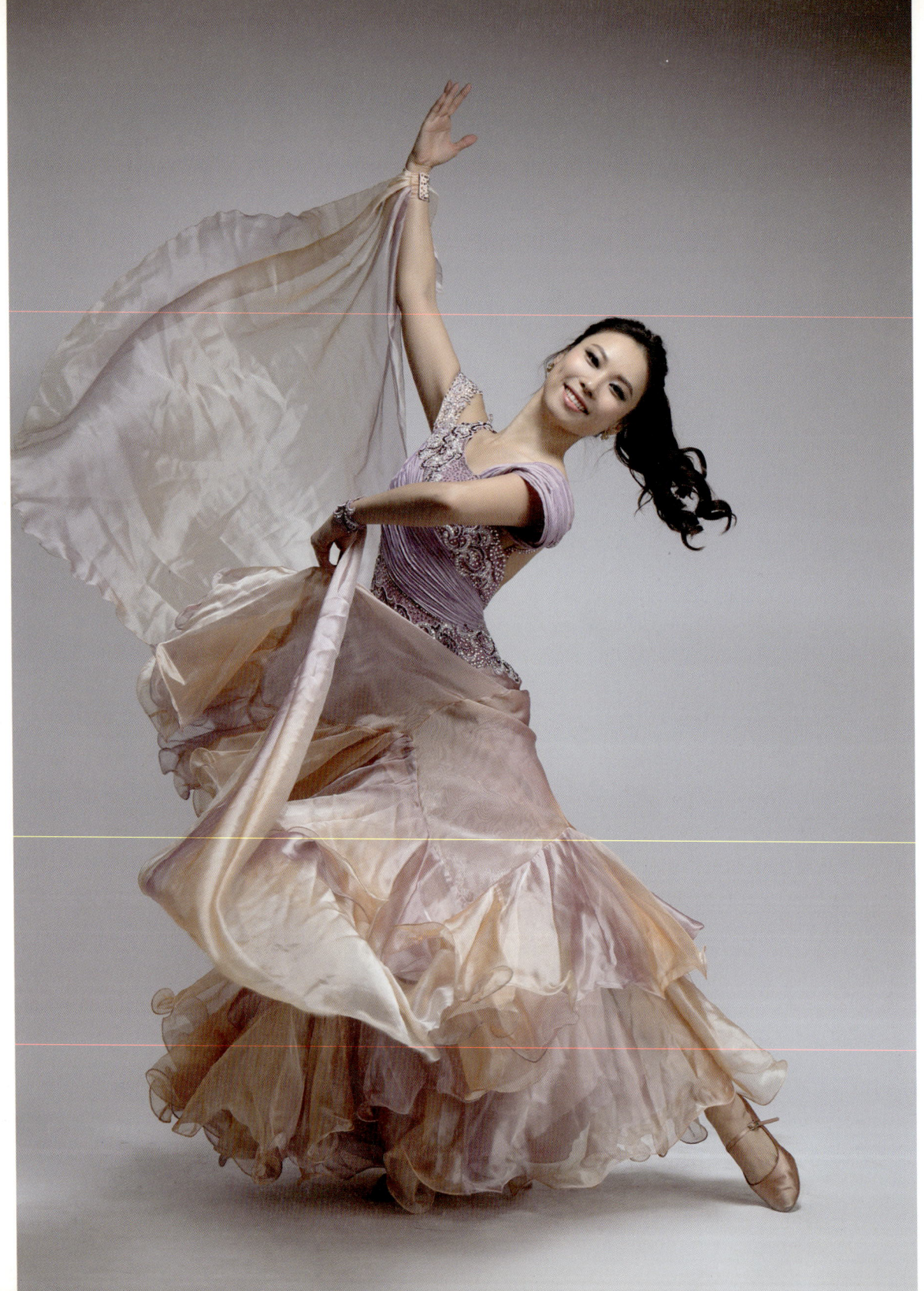

여러분은 영화에서 보던 왈츠를 배워보았다.

3/4박자 음악이 나오면 더 이상 앉아 감상만 하지 않아도 된다.
지금까지 배운 스텝으로 멋지게 왈츠를 춰보자.

사랑하는 사람과 손을 맞잡고 눈을 바라보며 추는 왈츠,
세상에서 이보다 더 황홀한 왈츠는 없을 것이다.

2 탱고

탱고는 스탠다드 댄스 중 가장 강렬하고 절도 있는 춤이다. 그만큼 동작에 파워가 있어야 해서 다른 춤과 다르게 라이즈 Rise가 없다. 무릎을 구부려 중심을 깔아 묵직하게 다니며 헤드 액션 등을 순간적으로 절도 있게 표현하는 다이나믹한 춤이다. 홀드도 스탠다드 중 유일하게 다르다.

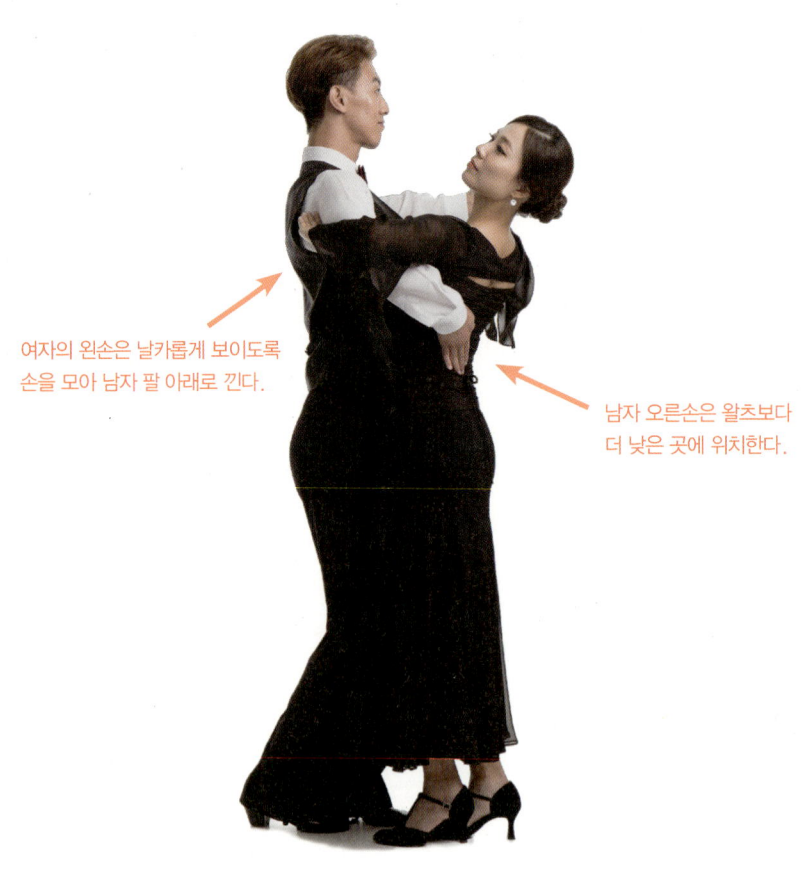

여자의 왼손은 날카롭게 보이도록 손을 모아 남자 팔 아래로 낀다.

남자 오른손은 왈츠보다 더 낮은 곳에 위치한다.

탱고 홀드(Tango Hold)

기본 안는 자세

맞잡은 남자 왼손과 여자 오른손의 위치를 더 낮추고 팔꿈치와 거의 직각으로 만든다.

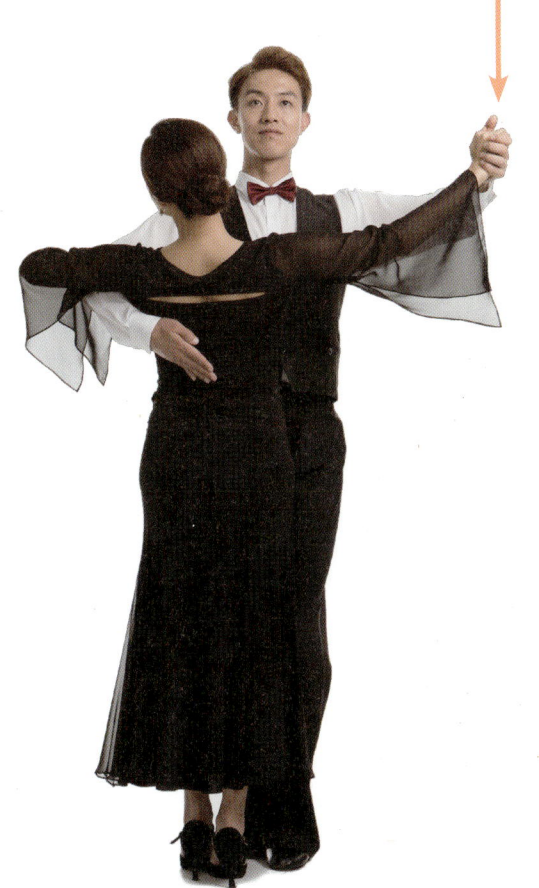

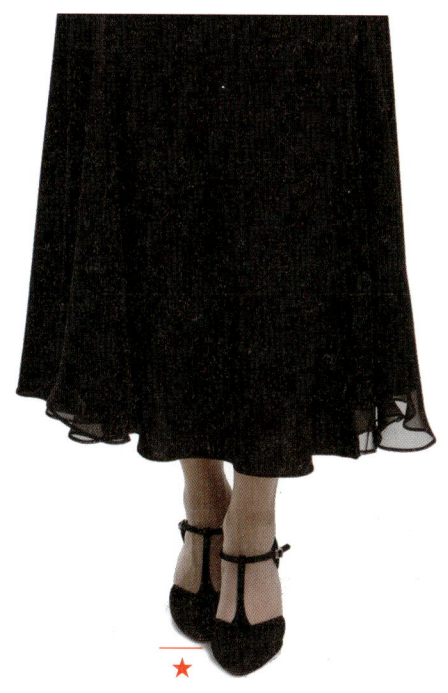

무릎을 더욱 낮춘 자세라 부딪치지 않기 위해 발을 모은 상태에서 오른발을 반 보 정도 뒤로 빼준다.

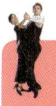

탱고

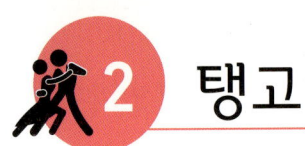
2 탱고

추천곡♪ **La Cumparsita** by Julio Iglesias

1 탱고 워킹

무릎을 구부린 채로, 머리 위에는 물이 담긴 컵을 올려놓았다고 생각하자. 그 물이 쏟아지지 않게 배에 힘을 주고, 위아래로 높낮이가 변하지 않게 주의한다. 몸을 살짝 틀어 *CBM을 해주면서 걸어보자.

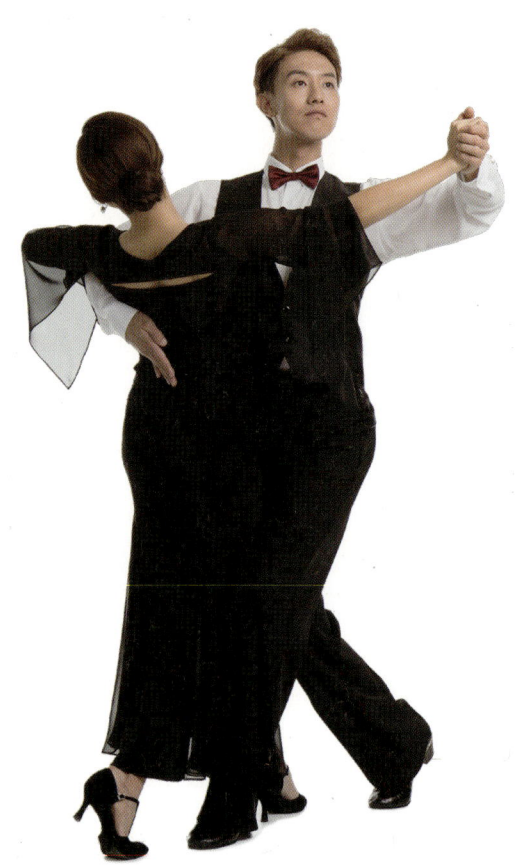

탱고 워킹을 하는 모습. CBM을 하며 걷는다.

기본동작 연습

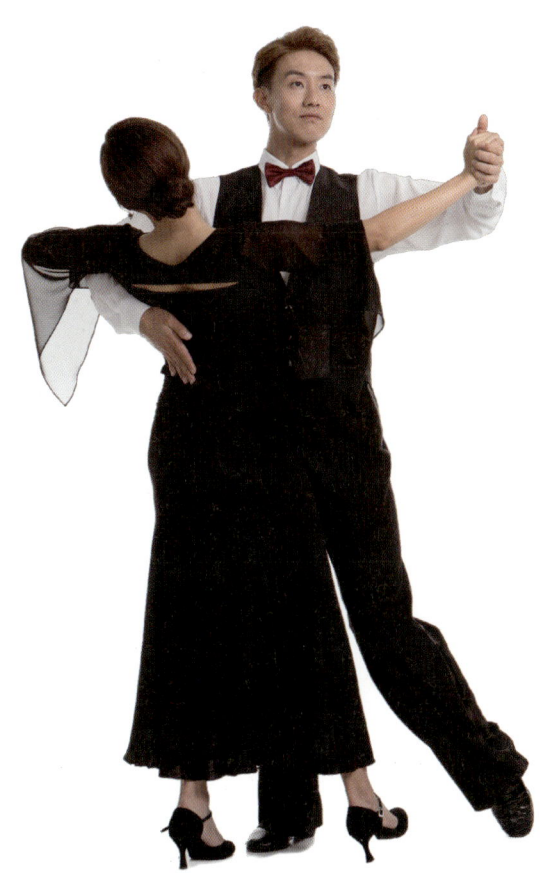

탱고 워킹 연습이 잘 되었다면,
탱고의 기본 스텝 다섯 가지를 배워보도록 하자.

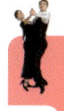

탱고

Let's dance!   **1** 투 웍 Two Walks

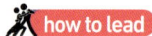 how to lead

*DW 방향으로 시작한다.

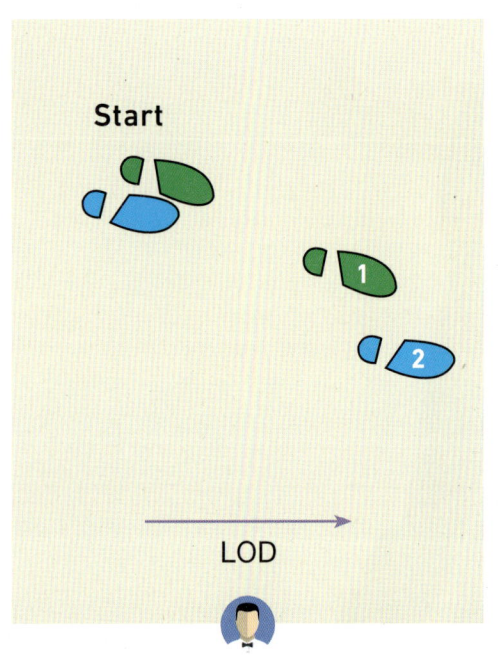

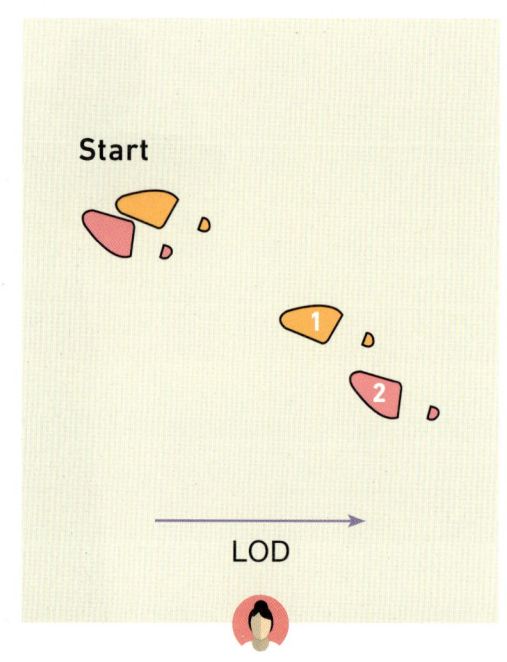

1 몸을 살짝 왼쪽으로 틀어 왼발을 앞으로 딛는다.
   *CBM을 해준다.

2 오른발을 앞으로 디디며 숄더 리드를 해준다.

1 몸을 살짝 왼쪽으로 틀어 오른발을 뒤로 딛는다.
   *CBM을 해준다.

2 왼발을 뒤로 디디며 숄더 리드를 해준다.

박자 & 카운트 : SS

탱고 1+2 영상

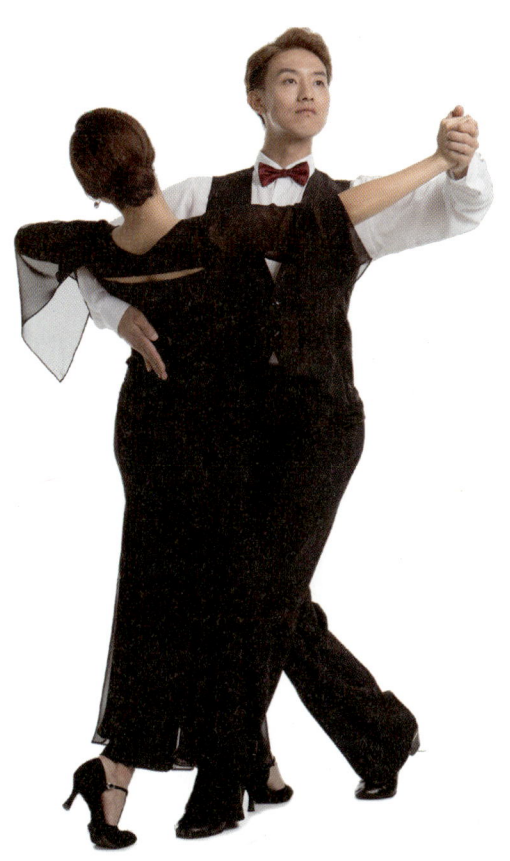

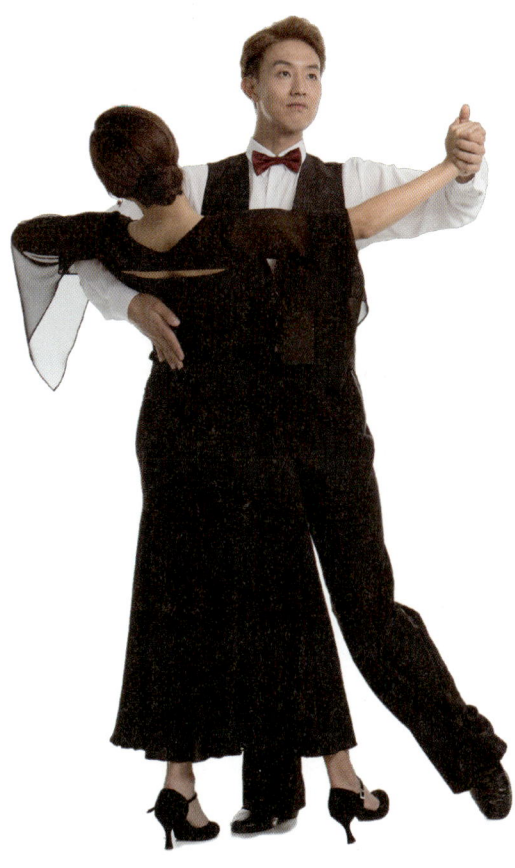

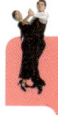
탱고

Let's dance! 2 프로그레시브 링크 Progessive Link

how to lead

*DW 방향으로 시작한다. 프로그레시브 링크는 2번 스텝을 할 때 1번 발이 자연스레 비벼진다.

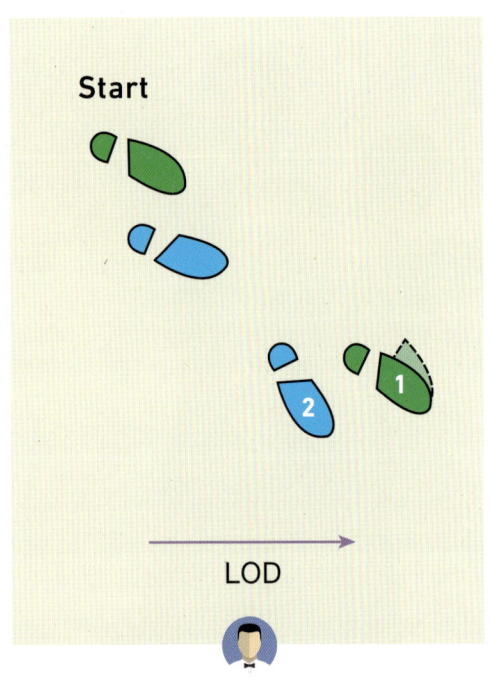

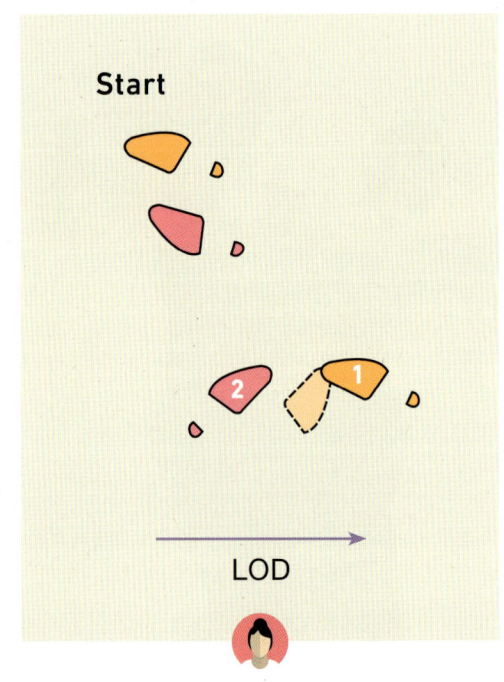

1 몸을 살짝 왼쪽으로 틀어 왼발을 앞으로 딛는다. *CBM을 해준다.

2 몸을 오른쪽으로 강하게 틀고 오른발을 왼발 옆으로 딛는다.
몸과 팔을 강하게 틀어 여자가 헤드 턴을 할 수 있게 리드하며 프롬나드 포지션(Promenade Position=PP)을 만든다.

1 몸을 살짝 왼쪽으로 틀어 오른발을 뒤로 딛는다. *CBM을 해준다.

2 몸을 오른쪽으로 강하게 틀고 왼발을 오른발 옆으로 딛는다.
남자의 리드를 받아 헤드를 오른쪽으로 돌려주며(헤드 턴) 프롬나드 포지션(Promenade Position=PP)을 만든다.

박자 & 카운트 : QQ

✐ Check

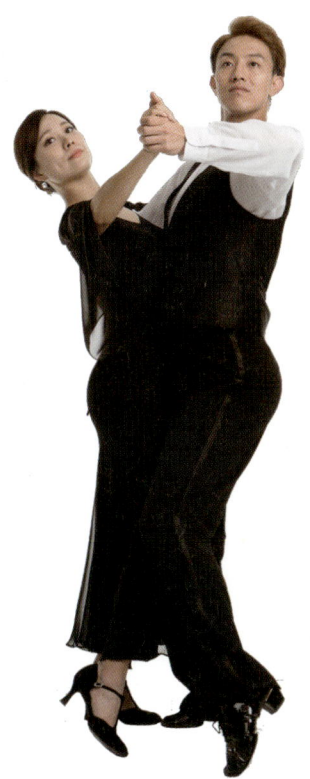

프롬나드 포지션(Promenade Position=PP)
위 사진과 같이 남자는 남자의 왼손, 여자는 여자의 오른손을 바라보는 자세이다.
프롬나드 포지션 자세에서 시작하는 동작은 대부분 스텝 이름 뒤에 ~From pp가 붙는다.

Let's dance! 3 클로즈드 프롬나드 Closed Promenade

how to lead

*프롬나드 포지션(=PP)에서 시작한다.
*LOD 방향으로 시작한다.

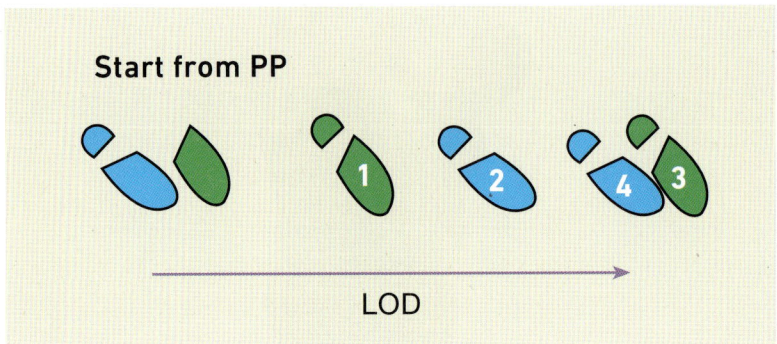

★ 체중을 오른발에 두고 준비한다.

1 *프롬나드 포지션에서 왼발을 앞으로 딛는다.

2 오른발을 앞으로 딛는다. *CBM을 해준다.

3 몸을 왼쪽으로 틀며 왼발을 사선 앞으로 딛는다.
왼팔로 여자를 당겨 클로즈드 포지션을 만들어 준다.

4 오른발을 왼발 옆에 모아준다.

박자 & 카운트 : SQQS

탱고 ❸ 영상

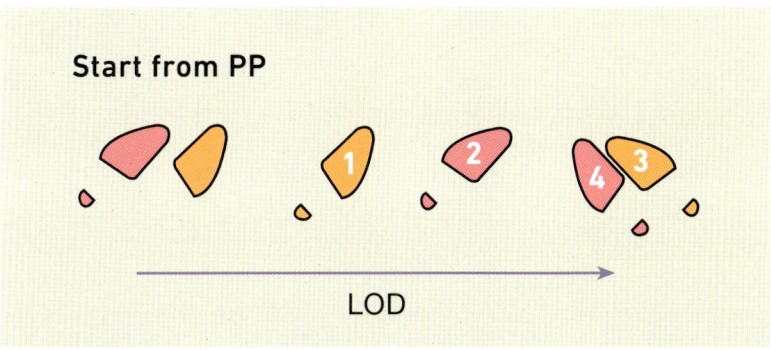

 ★ 체중을 오른발에 두고 준비한다.

1 *프롬나드 포지션에서 오른발을 앞으로 딛는다.

2 왼발을 앞으로 딛는다. *CBM을 해준다.

3 몸을 왼쪽으로 틀고 오른발을 사선 뒤로 딛는다. 남자의 리드를 받아 헤드를 왼쪽으로 닫으며 클로즈드 포지션으로 돌아간다.

4 왼발을 오른발 옆에 모아준다.

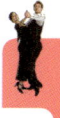

Let's dance! 4 백 코르테 Back Corte

how to lead

*LOD 역방향으로 시작한다.

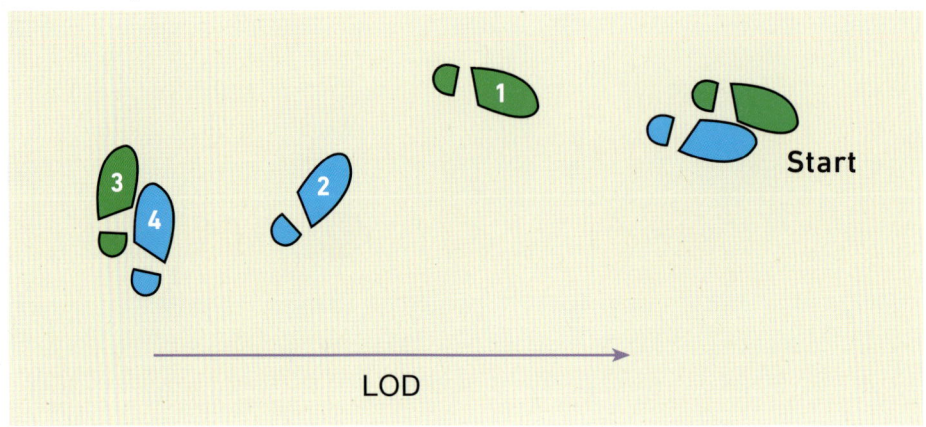

 1 왼발을 뒤로 딛는다.

2 어깨와 머리 뒤를 왼쪽 회전할 방향으로 향하고 오른발을 뒤로 딛는다. 이때 *CBM을 하며 여자에게 회전 신호를 준다.

3 왼발을 왼쪽 옆으로 딛는다.

4 오른발을 왼발에 모아준다.
  *2~3스텝에서 왼쪽으로 총 90도(1/4) 턴

박자 & 카운트 : SQQS

탱고 4 영상

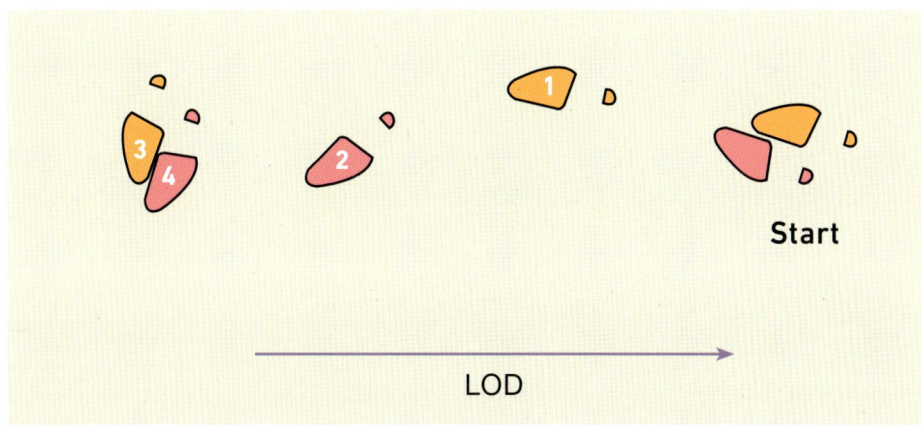

 1 오른발을 앞으로 딛는다.

2 남자의 회전 신호를 받아 어깨와 시선을 왼쪽 회전할 방향으로 향하고, 왼발을 앞으로 딛는다.

3 오른발을 오른쪽 옆으로 딛는다.

4 왼발을 오른발에 모아준다.
   *2~3스텝에서 왼쪽으로 총 90도(1/4) 턴

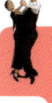

Let's dance! 5 오픈 리버스 턴(레이디 아웃사이드)

how to lead

*DC 방향으로 시작한다. *LOD를 따라 왼쪽으로 135도(3/8)씩 두 번을 회전하여 총 270도(3/4) 턴을 해주는 동작이다.

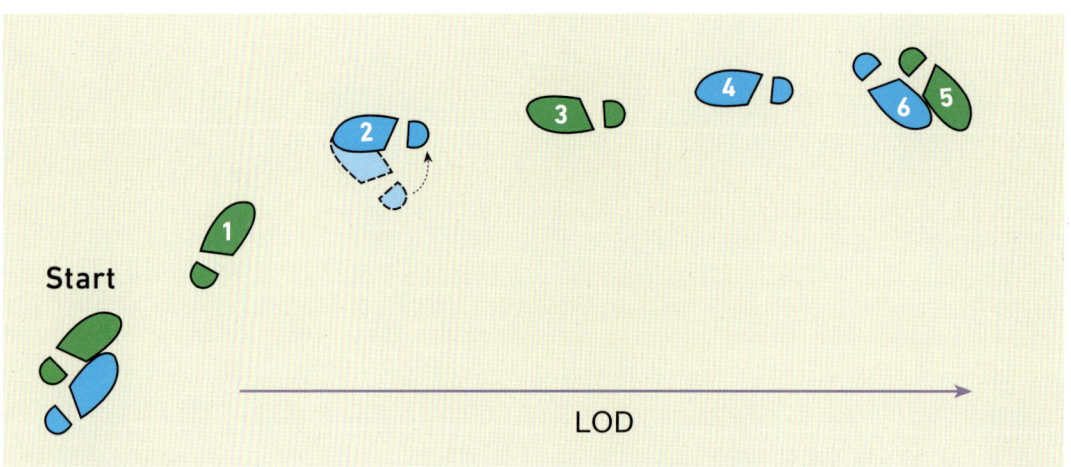

 1 어깨와 시선을 왼쪽 회전할 방향으로 틀며 왼발을 앞으로 딛는다.
이때 *CBM을 하며 여자에게 회전 신호를 준다.

2 회전을 마무리하며 오른발을 사선 뒤로 딛는다. *총 135도(3/8) 턴

3 왼발을 뒤로 딛는다. 이때 여자의 오른쪽 다리를 남자의 오른쪽 다리 바깥으로 보내주며 *CBM을 해준다.

4 어깨와 머리를 회전할 방향으로 향하고 오른발을 뒤로 딛는다.

5 회전을 마무리하며 왼발을 사선 앞으로 딛는다. *총 135도(3/8) 턴

6 오른발을 왼발 옆에 모아준다.

Open Reverse Turn(Lady Outside)

박자 & 카운트 : QQS, QQS

Tip 왈츠의 리버스 턴과 비슷하다.
왈츠를 섭렵한 분들은 금방 배울 수 있을 것이다.

탱고 5 영상

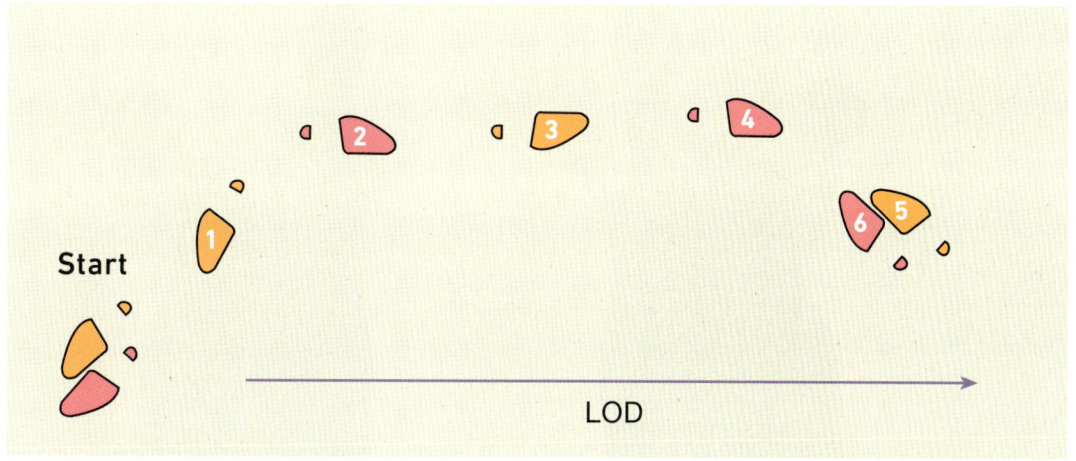

1. 남자의 회전 신호를 받아 어깨와 머리를 왼쪽으로 틀며 오른발을 뒤로 딛는다.
2. 회전을 마무리 하며 왼발을 사선 앞으로 딛는다. *총 135도(3/8) 턴
3. 오른발을 앞으로 딛는다. 이때 남자의 오른쪽 다리 바깥으로 여자의 오른쪽 다리가 진행하며 *레이디 아웃사이드 포지션이 된다.
4. 남자의 회전 신호를 받아 어깨와 시선을 왼쪽 회전할 방향으로 향하고 왼발을 앞으로 딛는다.
5. 회전을 마무리하며 오른발을 사선 뒤로 딛는다. *총 135도(3/8) 턴
6. 왼발을 오른발 옆에 모아준다.

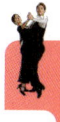

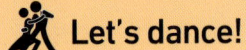 **Let's dance!** | **5** | **오픈 리버스 턴(레이디 아웃사이드)**

> ● Check ●
>
>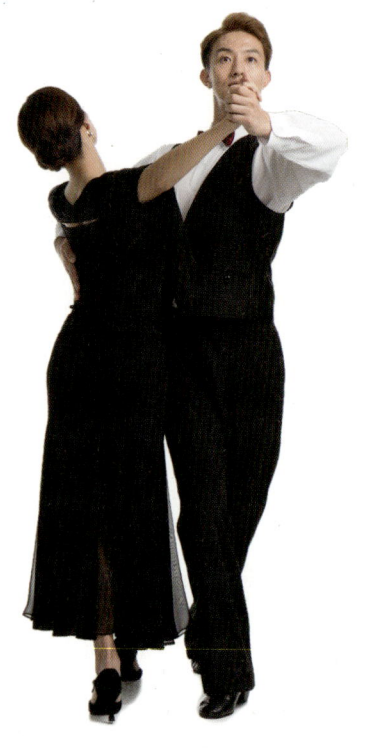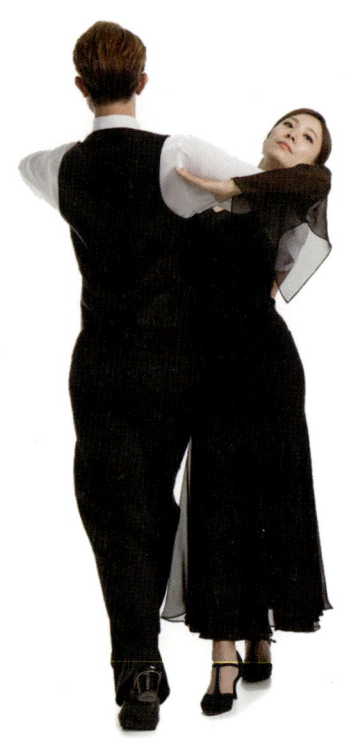
>
> **레이디 아웃사이드 포지션 Lady Outside Position**
> 오픈 리버스 턴 3번 스텝의 모습이다. 평상시에는 여자의 오른발이 남자의 왼발과 오른발 사이로 스텝을 하는데, 아웃사이드 리드를 하게 되면 남자의 오른쪽 다리 바깥으로 여자의 오른쪽 다리가 나오게 된다.

탱고 | 전체 순서 연결

1 투 웍 Two Walks

탱고 전체 영상

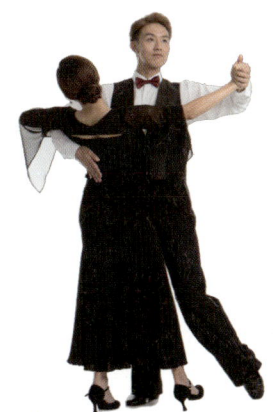 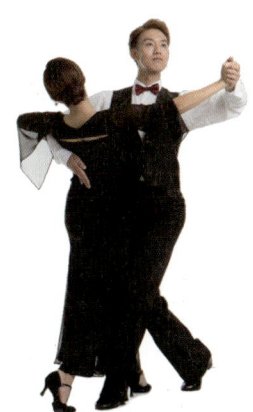

2 프로그레시브 링크 Progessive Link

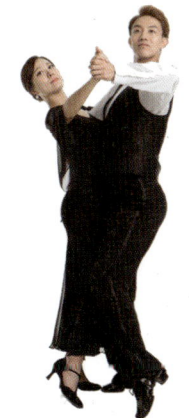

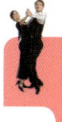

탱고 전체 순서 연결

3 클로즈드 프롬나드 Closed Promenade

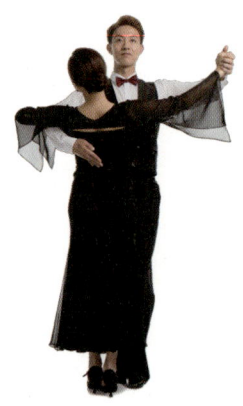

4 투 웍 Two Walks

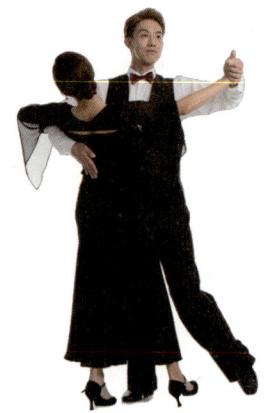 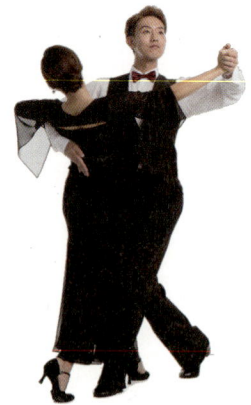

5 백 코르테 Back Corte

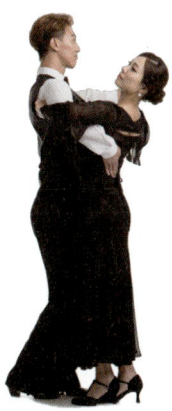

6 오픈 리버스 턴(레이디 아웃사이드) Open Reverse Turn(Lady Outside)

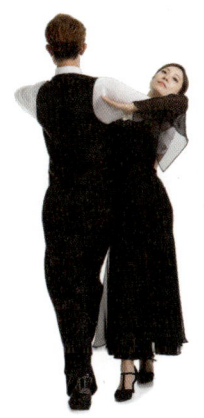

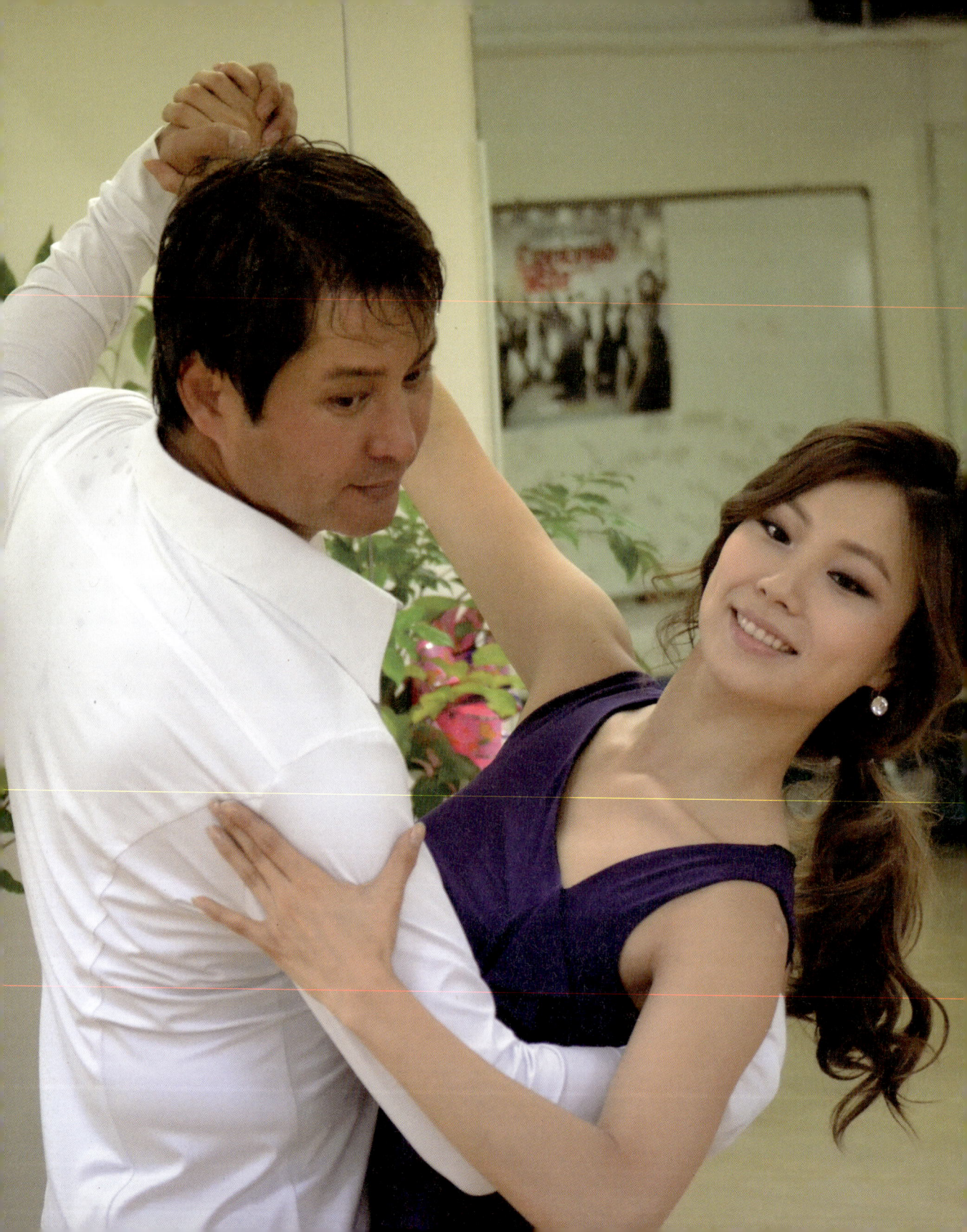

탱고는 마지막 종목인 만큼 난이도도 다섯 가지 춤 중에 가장 높다. 스텝이 익숙해지면 무거운 듯 날렵하고, 도발적인 듯 절제된 탱고의 느낌을 살리면서 스텝을 밟아보자. 음악마다 다른 느낌의 탱고를 추게 될 것이다.

〈댄싱 위드 더 스타〉에서 배우 이종원씨와 추었던 탱고 역시 다섯 가지 동작을 기본으로 연마한 후 여자를 들어 올리는 고난이도의 리프트 동작을 적절히 섞어 완성하였다.

여러분도 지금까지 배운 다섯 종목의 춤과 탱고의 다섯 가지 동작을 응용하여 본인만의 개성 넘치는 안무를 해보자. 영화나 방송에 나온 탱고가 부럽지 않은 나만의 매력 넘치는 탱고가 될 것이다.

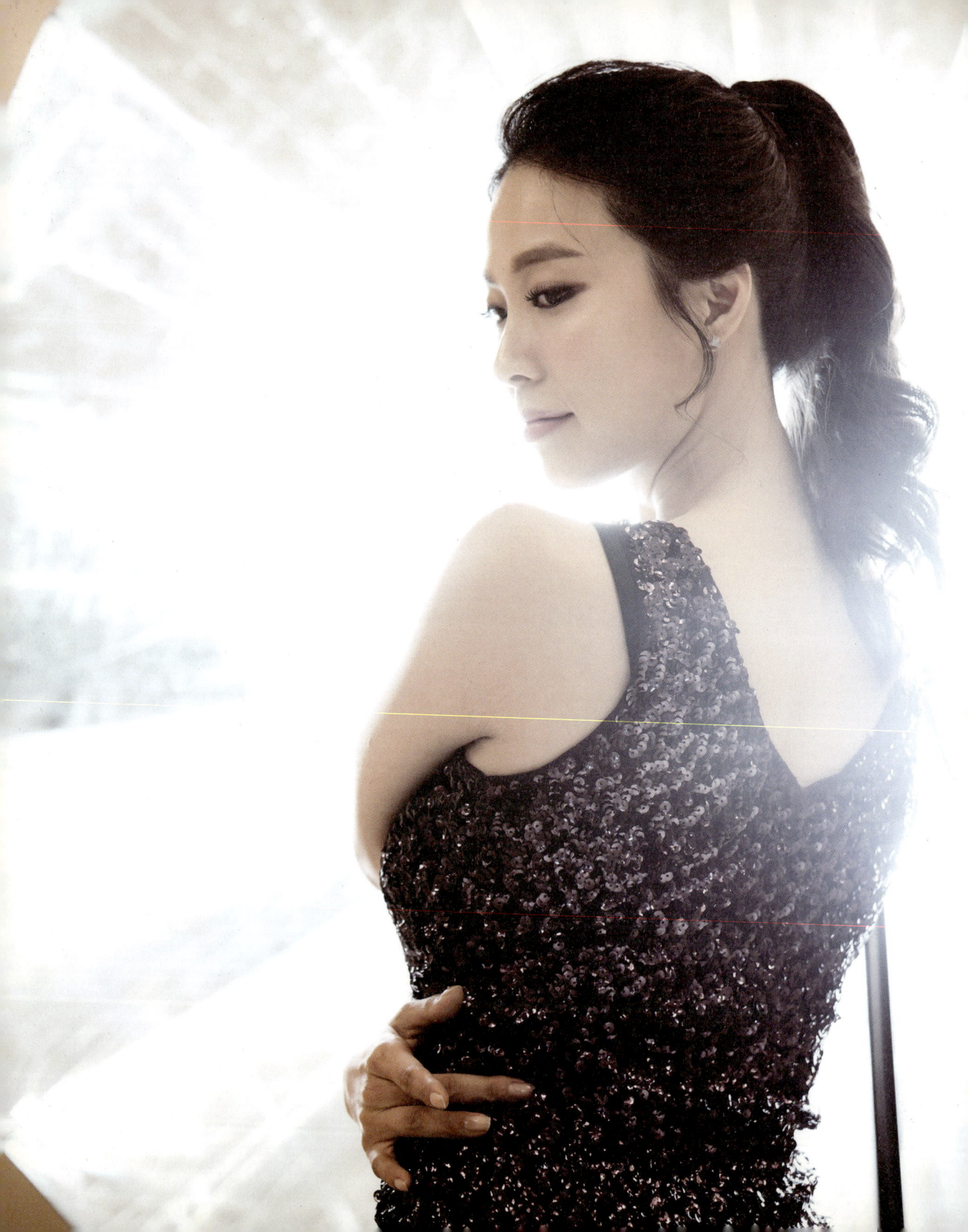

Epilogue

　운전, 수영 등 어릴 적 몸으로 익혔던 움직임은 나이가 들고 시간이 지나도 몸이 기억한다. 책에서 제시한 기초 스텝 다섯 종목은 차차차 음악이 들리면 차차차 베이직이, 왈츠 음악이 들리면 왈츠 베이직이 머리에 떠오르지 않아도 몸이 절로 움직일 수 있도록 기본 동작 위주로 구성하였다.

　몸치라고 생각했던 분들이나 춤은 어려운 것이라고 생각했던 분들이 이 책으로 인해 춤의 세계에 입문하고자 하는 용기가 생긴다면, 나에게는 굉장히 큰 보람으로 다가올 것이다.

　춤을 잘 추려면 타고난 것도 있겠지만, 반복학습이 가장 중요하다. 시간과 노력을 투자하는 만큼 춤실력이 는다는 이야기이다. 스텝을 머리로 생각하지 않아도 음악만 나오면 몸이 먼저 움직일 정도로 내 몸에 익혀지도록 연습하고 또 연습하자. 몸치탈출은 시간 문제일 것이다.

　기초 스텝 다섯 종목이 몸에 익어 그 다음 단계로 나아가길 원한다면 근처 학원의 문을 두드리면 된다. 본인의 일에 치여 스트레스를 해소하기 위해 찾은 춤이 복잡한 스텝 혹은 상대의 지적으로 인해 몸치라는 자괴감에 빠지거나 도리어 스트레스를 받는 일이 되지 않도록 서로 주의하자.

　춤은 상대방과 같이 하는 것이기 때문에 혼자만 잘 한다고 되는 것이 아니다. 욕심을 줄이고 즐기면서 상대와 함께 목표를 조금씩 올리며 꾸준히 추다 보면 어느 새 몸치에서 벗어나 있을 뿐 아니라 마음까지 멋진 춤꾼이 되어있을 것이다.

　잔잔한 미소와 좋은 음악, 그리고 멋진 상대와 함께 행복한 춤을 춰보자.

Special Thanks to

　이 책의 감수를 맡아주셨다고 해도 과언이 아닌 사랑하는 우리 엄마. 조언을 얻기만 하던 딸이 어느새 훌쩍 커서 나만의 색깔을 내보겠다며 아등바등하는 모습을 그저 지켜보고 믿어주셔서 감사합니다. 그리고 독자의 입장에 서서 조언과 격려를 아낌없이 보내주신 아빠, 감사하고 사랑합니다.

　내지 사진을 하나하나 정성 들여 찍어준 윤진해 사진작가님, 〈댄싱 위드 더 스타〉에서의 인연으로 QR코드 강의 영상을 멋지게 제작해 준 김종호 피디님, 영상에 들어간 아름다운 댄스 스포츠 음악을 작곡해 준 수호오빠, 다시 한번 고마움을 표합니다.

　〈댄싱 위드 더 스타〉로 인연을 맺은 후 5년 넘게 헤어와 메이크업을 맡아 준 순이 부원장님, 선수시절뿐 아니라 이 책에 들어가는 의상까지 멋지게 디자인해 주신 이영희 사장님, 이 자리를 빌어 감사함을 전할 수 있어 무척 기쁩니다.

　많은 조언과 격려를 보내 준 자랑스러운 우리나라 스탠다드 댄스 부문의 이상민 선수, 댄스 사진과 영상의 멋진 모델이 되어 준 라틴 댄스 프로 이승범 오빠, 그리고 옆에서 성심성의껏 보조해주고 도와줘서 항상 고마운 나의 제자 양태석, 진심으로 감사합니다.

　책 표지를 세련되게 만들어 준 소중한 인연 김남욱 작가님, 차차차 엔딩과 자이브 오프닝 컷을 멋지게 찍어준 김진일 오빠, 룸바 오프닝 컷 홍정훈 작가님, 그리고 에필로그 컷의 대미를 장식하게 해준 강권신 작가님께 무한 감사를 드립니다.

　책이 나오기까지 함께 고생한 편집부 임직원 여러분과 크라운출판사 이상원 회장님께 감사의 인사를 드립니다.

　언제나 나의 곁에서 든든하게 지지해주는 이승준, 이동찬, 황세란, 최수정 그리고 열정과 애정을 갖고 열심히 따라와 주시는 채원댄스 스튜디오 회원분들, 마지막으로 집필하는 동안 응원과 격려를 아끼지 않은 고마운 지인분들 모두 모두 사랑합니다.

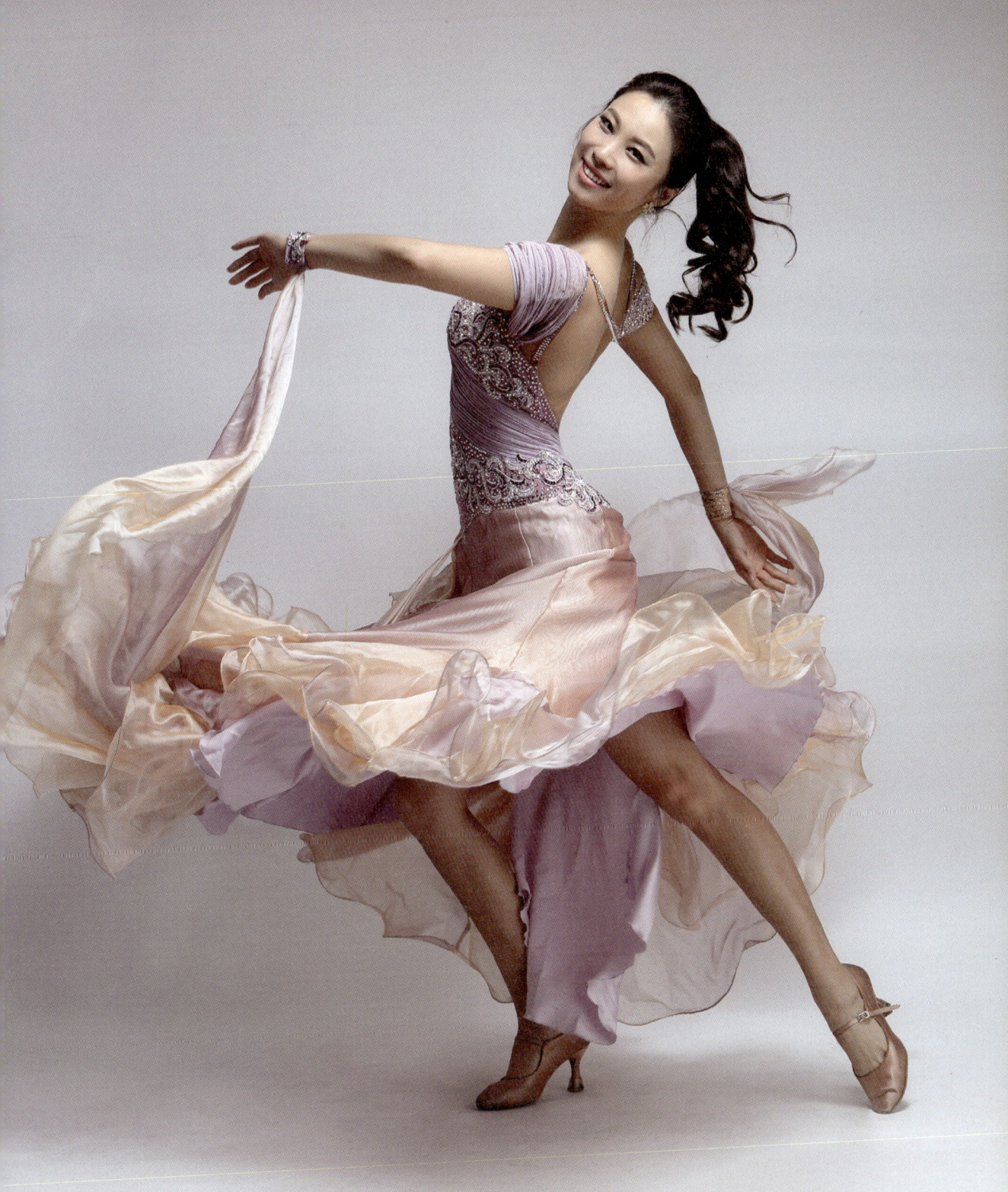

사 진	윤진해
의 상	이영희 댄스웨어
헤 어	고원 순이 부원장, 경화, 다경
댄 서	이채원, 이승범
영 상	김종호
표 지	김남욱